v

水と光（レーザー）
奇跡の歯科臨床

POICウォーターとプラズマレーザーシステムによる上流の医療の始まり

発刊にあたって

　現在、歯科医療は単にむし歯や歯周病を治療することにとどまらず、口腔を通じて全身の健康を考える「上流の医療」としての重要性が問われております。リウマチ、糖尿病、心臓病、脳血管障害など病巣感染疾患の概念をはじめ口腔の疾患が全身へ与える影響は計り知れないものがあります。歯科医師は口腔の健康を通じて全身の健康を考えなければならない時代となっています。歯科医師にしかできないむし歯や歯周病など口腔内の感染病巣を完全に治療し、取り除くことで、全身の健康に寄与できます。むし歯や歯周病は生活習慣病ですが、これらの疾患を予防し、発症させないことこそ「上流の医療」です。

　プラズマレーザー研究会では口腔内の感染源を安全にかつ確実に除去する方法として、「プラズマレーザーシステム」を使用した最先端の歯科医療を推奨しております。このシステムはパルス幅可変型ハイピークパルスタイプ Nd-YAG レーザー「STREAK-1」、たんぱく分解型除菌水「POIC ウォーター」、残留塩素補正消毒システム「エコシステム；エピオス社製」で成り立ちます。本システムは口腔内を連続的に除菌しながら感染病巣を取り除き、同時に止血、蒸散、凝固、切開が行えます。組織も同時に冷却することができるため、組織に与える熱ダメージも極めて少なく、浸潤麻酔もほとんどのケースにおいて不要で、疼痛も少なく、術後疼痛も少ない治療が可能で、治癒機転も極めて速く、予後が良好です。

　本システムはこれらのすべてが揃うことで初めて良好な予後が得られます。例えば歯科処置はほとんどが外科的処置であり、治療中に多量の治療水を使用します。この治療水が昨今新聞紙上で騒がれているように細菌に汚染されている状況では良好な予後は到底望めません。医科の外科処置、手術においては生理食塩水を使用することが基本で、細菌に汚染された治療水を使用している現状では到底医科と同じ土俵には上がれません。本システムにおいては有効残留塩素濃度を補正することで歯科治療水の除菌力を高め、連続除菌を可能にすることで、術野を限りなく無菌状態にすることが出来さらに予後を良好にしています。また、汚染された歯科治療水の細菌は元来患者の口腔内から来るものであるため、患者相互の感染の可能性も否定できません。このことも本システムにおいては防ぐことが可能です。医療提供者側おいても肝炎、エイズ、エボラ出血熱などの飛沫感染のリスクを大幅に低減させることが可能です。

　さらに治療中はもとより、ホームケアにおいても POIC ウォーターを使用することで、日常生活においても口腔内の除菌が出来、良好な予後を得ることができます。抗生剤などの薬剤の使用量も低減させることが可能になります。

　システムの中核となるパルス幅可変型ハイピークパルスタイプ Nd-YAG レーザーですが、$50\mu s$、$100\mu s$、$200\mu s$、$400\mu s$以上 4 つの幅に可変でき、さらに発振数（pps）、出力も細かくコントロールすることで様々な臨床応用が実現できます。反応剤として、酸化チタン懸濁液を使用することで、常にファイバーが先端加工され、レーザー光が球状に発振され、Nd-YAG レーザーの直進性

を抑えられることで、局所の侵襲性を最低限に抑えた処置が可能です。また、同時に組織を冷却することで、更にダメージを最小限に抑えることが出来ます。軟組織、硬組織ともに浸潤麻酔の使用を最低限に抑えられ、良好な予後を得られます。さらに Nd-YAG レーザーは歯質強化処置も出来、プラズマレーザーシステムにおいてはこの作用をさらに強力に発揮できます。POIC ウォーターを使用したホームケアと併用することで、むし歯の発生を抑えることが出来ます。また、プラズマレーザーシステムは歯周病を早期に確実に治療し、短期間で全顎的な除菌が可能です。口腔内の感染源を効率的に除去でき、歯周病の再発のリスクも大幅に軽減することとなり、POIC ウォーターでのホームケアと合わせて歯周病の予防も期待できます。

「プラズマレーザーシステム」を使用することで、術者はもちろん患者側のメリットも多大で、早期に確実に口腔内の感染源を除去できることにより、口腔内が原因となる全身の様々な疾患を予防することにつながります。このことこそ真の「上流の医療」につながります。

本誌を通じてこのシステムを多くの医療提供者に活用していただき「上流の医療」を少しでも多くの患者さんに提供していただく一助になれば幸いです。

2016 年 7 月 15 日

一般社団法人プラズマレーザー研究会 代表理事

矢島 孝浩

執 筆 者 一 覧

相田　能輝　（医）実相会　相田歯科・耳鼻科クリニック

小西　康三　小西デンタルクリニック

小峰　一雄　小峰歯科医院

鈴木　公子　ひまわり歯科医院

鈴木　健二　すずきデンタルクリニック

中井巳智代　なかい歯科クリニック

野平　泰彦　松本歯科医院

深水　皓三　銀座深水歯科

文野　弘信　銀座4丁目文野矯正歯科

矢島　孝浩　やじま歯科医院

山下　　敦　岡山大学名誉教授

米山　武義　米山歯科クリニック

今野　　明　株式会社アルテック

七谷　康男　株式会社エピオス

花岡　孝吉　バイオレドックス研究所

目　次

発刊にあたって……………………………………………………………………………… 3

執筆者一覧…………………………………………………………………………………… 5

基礎知識編

口腔医療時代の幕開け　―口腔感染症予防は、予防医学の要―　　　米山　武義………… 9

治療から予防への基本理念　　　山下　敦………… 15

水と生体　生命活動を支える水の力　　　花岡　孝吉………… 21

POIC ウォーターの基礎知識　　　七谷　康男………… 35

レーザーの基礎　　　今野　明………… 45

知っておきたい病巣疾患　　　相田　能輝………… 51

口腔内治療の中でのプラズマレーザーシステムの役割　　　深水　皓三………… 55

「命の入り口から、何をどう入れますか？」あなたは病のもとを入れていませんか？　　　鈴木　公子 ……… 65

臨床応用編（POIC ウォーター・プラズマレーザーシステム使用臨床例）

プラズマレーザーシステム使用時の疼痛コントロール　　　矢島　孝浩………… 73

齲歯、歯髄炎への応用　　　矢島　孝浩………… 75

硬組織への応用　　　小西　康三………… 77

ポストコアー除去への応用　　　矢島　孝浩………… 81

インレー除去への応用　　　矢島　孝浩………… 85

歯髄切断法への応用　　　小峰　一雄………… 87

歯周病治療への応用　　　中井巳智代………… 93

歯肉着色・メラニン色素沈着症への応用　　　鈴木　健二………… 119

印象採得時の応用　　　矢島　孝浩……… 127

根面板再装着への応用　　　矢島　孝浩……… 129

金属溶接への応用　　　矢島　孝浩……… 131

抜歯への応用　　　矢島　孝浩……… 135

抜歯後の腫脹への応用　　　野平　泰彦……… 139

レーザーメスとしての応用　　　矢島　孝浩……… 141

外傷への応用　　　小西　康三……… 143

上唇小帯切離移動術への応用　　　矢島　孝浩……… 145

舌小帯付着異常への応用　　　矢島　孝浩……… 149

アフタ性口内炎への応用　　　矢島　孝浩……… 151

口唇、口角ヘルペスへの応用　　　矢島　孝浩……… 155

歯科矯正治療への応用　　　文野　弘信……… 159

索　引……………………………………………………………………………………… 165

むすびに…………………………………………………………………………………… 168

基礎知識編

口腔医療時代の幕開け
－口腔感染症予防は、予防医学の要－

米山　武義

米山歯科クリニック

1. 口腔は医療の質を表す

　「口腔は看護の質をよく表す」と言った看護師バージニア　ヘンダーソンの言葉は看護教育の分野では余りに有名である。それだけ口腔は昔から顧みられなかった。1999 年の英国医学雑誌 Lancet に「劣悪な口腔衛生は世界中の高齢者において共通する事実である」という論文が掲載され大変驚いたことを覚えている。どの先進国でも高齢者の口腔衛生状態は劣悪であるという内容である。「口は健康（病気）の入口、魂の出口」と言われるように、口腔は肉体と精神の健康と密接に関係している。しかしその生命活動の源である口腔に、意外にも誰も注意を向けない。ましてや全身の健康や精神衛生上の健康と口腔ケアを結び付けようという人はほとんどいない。

　長い間、在宅医療に携わり、口腔衛生状態が低下し、歯周病をはじめ口腔感染症がみられる患者さんがほとんどである。これに加えて飲み込みに問題があり、発熱を繰り返す患者さんに出会うことがよくある。これは、口腔内に感染源があり口腔内外に感染症を起こしている患者さんが普遍的に横たわっていることを示唆している。私は歯科疾患のほとんどが感染症であり、全身の疾病に少なからず影響を与えていることをこれまでの研究でつかんでいる。今後国民医療の将来を考えた時に、何よりしっかりとした質の高い口腔感染症予防が大切であると考え、2012 年に NPO 法人 POIC 研究会を有志とともに設立した。本稿は口腔医療が予防医療・医学の根本にあるという POIC 研究会の考え方の下に危機感をもって記している。

2. 心が開けば、口が開く
　　口が開けば、心が開く

　私は特別養護老人ホームでの診療の中で、なかなか口をあけてくれない認知症の高齢者に接する中で、心が通じたら口をあけてくれるのではないかと判断し、われわれの価値観を無理に押し付けないように接した経験を持つ。無理やり口を開けさせては心を傷つけてしまうと考えたからだ。実際、心を込めてやさしく歯肉をマッサージしていく内に、ある時から急に大きく口を開けてくれるようになり、その方の表情が和らぎ、治療がスムーズに進められたという経験を持っている。歯科治療をスムーズに進めるため緊張感を和らげる口腔ケアはひじょうに効果的であり、この心の開放を担う歯科衛生士の仕事は、重要である。心をそっと開いてもらうような心のこもった丁寧な口腔ケアは、肉体だけでなく精神的な健康を創造するきっかけになる。私は「心が開けば　口が開く、口が開けば　心が開く、心が開けば社会が明るくなる」という関係に気付いた時から、人生観が変わった。

3. 口腔医療時代の幕開けと
　　POIC（専門的口腔感染症予防）

　口腔は消化管の最上部を占めている。口腔には健全な状態で 28 本（親知らずを入れると 32 本）の歯が生えていて、側壁は頬の内面、上壁は硬口蓋及び軟口蓋で覆われており、後方には口蓋垂、その奥には咽頭、中央には舌がある。口腔は、食べること、話すこと、愛情をはじめとする感情の表現、呼吸の入口、脳への刺激、力を出す、殺菌作用や免役物質を含んだ唾液の分泌、平衡感覚を保つ、ストレスの発散等の働きや機能がある（図 1）。どれ一つを失っ

基礎知識編

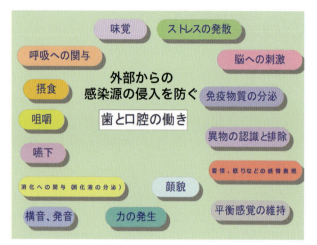

図1　歯と口腔の数々の働き

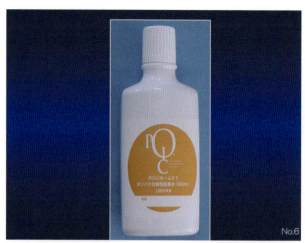

図2　500PPmのPOICウォーターを入れた専用の容器

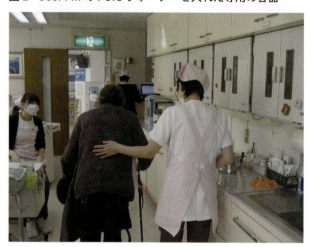

図3　診療室でも年々患者の高齢化が進んでいる

ても日常生活に大きな支障をきたす。ところが、在宅医療の現場で不衛生に放置され、口腔の機能の著しい低下がみられ、多剤の服用が原因と思われる口腔乾燥症が高い頻度で認められる口腔に遭遇する。安全な嚥下を促すには上下顎の咬合の安定が何よりも大切であるにもかかわらず多数歯欠損に対し適切な補綴治療がなされていない方が多い。どんなに栄養価の高い食事を提供しても、摂食・嚥下リハビリテーションを試みても、口腔機能や口腔環境が著しく欠落していることにより、安全な食は確保されない。これまで、医療や介護の現場で、口腔の衛生管理や機能管理が最後の最後まで顧みられなかった苦い歴史を見てきた者の一人として、今日の口腔に対する関心の高まりに「国民のための口腔医療時代」の幕開けを感じる。

一方、口腔衛生管理についてその質を問う時代を迎えた。ワッテやガーゼで口腔内を拭うのも口腔ケアである。しかし病原性を有する細菌のほとんどが歯間部や舌に生息し、拭う程度では限界がある。感染症を予防するためには、これらの細菌に対するしっかりした除菌が重要であり、口腔細菌を健全な方向にリセットする手法が要となる。POICウォーター（図2）はこの際の有効な手法になり得る。POICの考え方の基本は正にこの点にあり、機械的な除菌と併せ、確実な口腔感染症予防を目指す。

4. まず目の前の患者さんの将来を考える

患者さんは必ず高齢化し、いくつかの病気を抱え、身体の介護を必要とする、そしてやがて死を迎えるという生物としての避けられない過程を歩んでいる。幸か不幸か我々はこの過程をあまり考えずに治療と予防に取り組むことができた。しかし、これからは目の前にいる患者さんの将来の姿を想像すべきであり、何がその患者さんにとって必要で大切かを考えなければならない（図3）。この姿勢と行動が歯科医療を社会の中で価値ある医療の一つとして評価される裏付けとなる。まさに生涯にわたる切れ目のない歯科としての関わりが求められる時代に入ったといえる。患者さんが通院できなくなったら、診療室以外で対応できるシステムを構築することが肝要である。すべては予測およびその対策（リスク管理）、予防に尽きる。

5. なぜ在宅医療で口腔に目を向けなければならないか

口腔は、食物を摂取する働きだけでなく、発音や呼吸という大切な役割を担っている。そして口腔は、温度、湿度、栄養という点で、細菌が繁殖しや

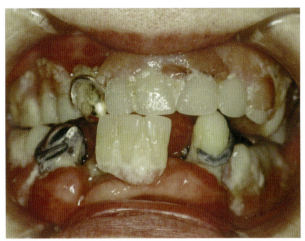

図4　今から37年前、大学卒業直後に特別養護老人ホームで見た入所者の口腔内

すい条件がそろっており、この口腔細菌が呼吸器の感染症をはじめ全身の疾患の発症とも密接に関連している。また生きる上で、生活する上で、非常に重要な器官である。それゆえ、口腔の管理は、疾病予防や介護予防にとっても必要不可欠であるばかりでなく生活の質を維持するために大切な器官である。しかし残念ながらこの口腔が軽視されてきた歴史があることは否めない。軽視、無視されたらどうなるか、私は大学の卒直後から悲惨ともいえる高齢者の生活現場を数多く見せてもらい、学ばせていただいた（図4）。在宅医療の主たる目的が疾病の完治より、いかに疾病の進行を抑え、生活の質を維持できるかであるならば口腔ケアは在宅医療の中で屋台骨の役割を担っている。この点を踏まえて、在宅医療に携わる医師をはじめ、多くの職種の方々に口腔に関心を寄せて頂き、協働して口腔に関わることで生活の質の担保を図るべきであると考える。

6. シームレス診療の勧め　通えなくなった患者さんへ対応を考える時代

歯科医師の多くが、従来型の開業形態をとっている。つまり、小児から高齢者まで来院される患者さんの一般診療に携わっている。取り扱うほとんどの疾病が歯の齲蝕と歯周病である。そして欠損部に対する補綴処置である。この診療室にも高齢化の波が押し寄せている。小児の患者さんが減少している一方、高齢者の方の占める割合が増加している。しかし通院できない高齢者の方に対し、一歩、院外に出て在宅医療を行う歯科医師は微増しているが、全体の2割から3割である。最近の傾向としては、日本および県歯科医師会が率先して在宅医療推進を図り、郡市歯科医師会までその方針が浸透してきている。問題は多職種連携に不慣れであり、まだ躊躇していることである。そして歯科治療と口腔ケアをバランスよく実施できる人材がまだまだ大きく不足していることである。とくに経験を積んだ歯科衛生士を擁する歯科医院の絶対数が不足していることが大きな課題である。しかし我々歯科医師のなかでも危機感を感じ、地道であるが各都道府県でリーダーが育っていることは確かである。そして医師をはじめ多職種との連携に一歩踏み込む時代が目の前まで来ている。通えなくなった患者さんへの対応は社会からの強い要請である。

7. 歯科医師の役割は専門性に裏付けられた口腔管理とコーディネーター

歯科治療と口腔ケアは口腔の管理において車の両輪である。すなわち口腔ケアだけでは口腔保健は達成できない。治療的観点から口腔疾病のしっかりしたコントロールが大切である。また在宅医療において、セルフケア（自身によるブラッシングや義歯の管理）が不足しているか、まったくできない患者さんがほとんどであることを踏まえ、どのような口腔ケアがその方にふさわしいかをプランニングすることが重要である。その際、互いに補完し合いながら歯科医療職種と他医療職種と役割の分担を明確化しておくべきである。この意味で歯科医師は歯科衛生士を含め、口腔に関する多職種間のコーディネート役を担う立場にある。また医師との医学的情報交換をしっかり行い、安全な医療を提供する役割も担う。

1）在宅医療における歯科治療の目的

日々の口腔ケアをより確実にするために、まず齲蝕や歯周病をしっかり治療することが望ましい。しかし現実は「とてもそこまでは」と思われるケースでは、少なくとも口腔が苦痛なく機能するように必要に応じ、歯の削合（尖っている部位などを削って平滑にする）等の対症療法が必要である。また安全に嚥下を促すためにも義歯などの補綴物製作と装着、その後の管理が求められる。

基礎知識編

2) 口腔ケアの意義

口腔ケアは器質的な口腔ケア（主として歯垢の除去、義歯の清掃）と機能的な口腔ケア（口腔リハビリ）に分けられる。このうち、機能的な口腔ケアは、摂食・嚥下障害を有する方に対する間接的訓練としての役割も有している。口腔ケアは継続してはじめて効果を認めるが、口腔内の環境が変化すだけでなく顔貌と表情にも影響する。口腔ケア導入の前後で別人のように生き生きとしてくることもある。器質的な口腔ケアでも口腔粘膜への刺激によって、また「ぶくぶくうがい」を繰り返すことによって嚥下反射を惹起する時間が短縮してくる。また周術期の口腔管理によって、術後感染を予防し、疾病による辛苦を軽減し、抗菌薬使用量の減少や在院日数の短縮などの成果が静岡県立がんセンターの前口腔外科部長大田歯科医師によって報告されている。在宅医療の中で口腔ケアの意義はますます高まると予想される[1]。

以上述べた口腔ケアについて、その専門性を高めるために器質的な口腔ケアを口腔衛生管理とし、機能的口腔ケア（口腔リハビリ）を口腔機能管理として呼称し、口腔衛生管理と口腔機能管理を合わせ口腔保健管理と位置付ける動きが起こっている。

8. 今、求められる、食べること（摂食・嚥下）を支援する歯科の役割

口は生きる力を生み出す要所であり、口腔ケアは"口から食べること"をサポートする上で、最も重要な役割を担うケアのひとつである。脳卒中の後遺症で食事中のむせが問題となっている方に、舌の機能訓練と口唇の閉鎖の訓練をしていくうちに、むせの回数が減少し、安心して食事ができるようになるとともに発音が少しずつ明瞭になってくる。この発音の変化により自分の意思を相手に伝え易くなり、久しぶりにみせたすばらしい笑顔に接する時、心理面に与える口腔ケアの可能性をみることができる。またこれまで携わった研究でも栄養介入単独に比較し、口腔機能訓練を付加したグループのほうが、血清アルブミン値の改善と維持が図られることが確認されている[2]。

9. 我々のミッション　誤嚥性肺炎予防における歯科の役割

要介護高齢者について保健上、大きな問題となるのは肺炎をはじめとする呼吸器感染である[3]。ある老人福祉施設で1年余りにわたって発熱者数を調べたところ、ADLが低下している人ほど、また痴呆が進んでいる人ほど発熱の頻度が高いことが認められた。これらの多くの方は同時に口腔ケアの不足が考えられる。事実、多くの要介護高齢者の口腔内は不衛生になっており、歯肉炎が、認められることが多い。しかし口腔ケアを確実に行うことによって歯肉炎も咽頭部の総生菌数も有意に減少することも分かってきた[4,5]。

2年間、特別養護老人ホームで、日々の施設介護職員による口腔の清掃を主体とした口腔ケアと、週に1回の歯科衛生士による口腔清掃を継続することによって、対照群に比較し、発熱日数、肺炎の発症率、肺炎による死亡率に有意な減少をみた[6,7]。誤嚥性肺炎予防に口腔清掃を主体とした口腔ケアが基本的事項として取り上げられつつある（図5、6）。

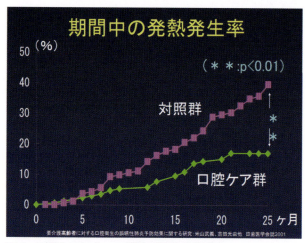

図5　口腔ケアによって発熱の頻度が半減する

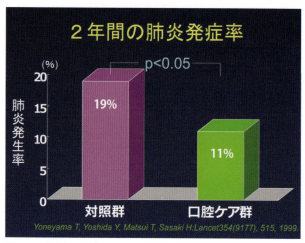

図6　2年間の口腔ケアによって肺炎の発症が有意に減少

10. 認知機能の低下予防、表情（QOL）向上における歯科の役割

口腔ケアは誤嚥性肺炎を予防する以外にも精神的活動の維持や改善をもたらす効果が示されている。とくに認知機能に関しては口腔ケア群においてその経時的な低下が、抑制されたという報告がある（図7）。とくに介入してから初期の期間（3〜6ヵ月）における効果が顕著であり[7]、認知症が軽度の人の方が、より効果が高いことが報告されている。認知機能の評価（値）だけでなく実際、口腔ケアを始めてから施設利用者の顔が目にみえて明るくなったという報告を聞くことが多い。さらに、口腔ケアを始めてから施設の行事に積極的に参加するようになったという前向きの変化も聞かれる。

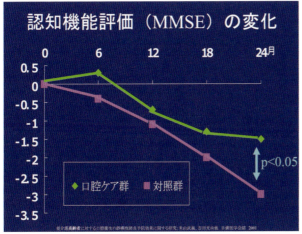

図7 口腔ケアは認知機能の低下を予防する

11. 多死多歯時代と感染症の増加 専門的口腔感染症予防の時代

8020（ハチマル　ニイマル）運動すなわち80歳になっても自分の歯を20本以上維持し、安全においしく食事を摂ろうという運動の成果が着実に上がっている。現在、8020達成者は対象年齢の38.3％を超えた。さらに今後高齢者の残存歯数の急激な増加が予想される。素晴らしいことであるがどういう状態で残っているか（機能出来る状態か）が重要である。また間違いなく管理しなければならない歯が急増する。自分の歯を保ち続けることが何より肝要であるが、残存歯数が増えることにより歯の表面の細菌性付着物である歯垢が著しく増加する。またこの歯垢を除去するには、かなりの労力と時間が要求される。加えて歯があることで歯周病の進行リスクが高まる。つまり、肺炎をはじめのとする口腔に起因する感染症が増加することが予想される。社会において口腔ケアの理解が進む一方、残存歯数の増加に伴う細菌性付着物の増加により誤嚥性肺炎の発症率が今後、徐々に増加するのではないかと危惧している。

12. 終末期における歯科の役割

終末期における歯科の役割はあくまで脇役であるが、口腔ケアや食支援として関わる姿がある。高度な歯科治療が求められることはまず考えられない。緩和ケアとしての関わり、納得の人生を演出するための関わりに重点が置かれる。終末期においては口内炎等の口腔粘膜の病変が発症し易く、痛みで食事が摂れなくなったり、話ができなくなったりし、衰弱が進むケースもある。たかが口内炎といっても終末期においては、絶対に無視できない疾病であり、予防的に対策をとる必要がある。終末期ケアにおいては痛みのコントロールが重要な課題になるので、口腔ケアの重要性はますます高くなる。歯科医師にとっては終末期医療への参加は不慣れなことが多く、家族からも"なぜ歯医者さんが必要か"という疑問が出るかもしれない。しかし「口腔は人生の終末になるほど大切になる」と啓発し、社会の中で終末期まで関わり続けることの意義を説くことによって、苦しみから救われるひとが一人でも増えることを望む。

13. 医科と歯科の連携が 質の高い在宅医療を約束する

複数の疾病を有し、障害を持ち、多剤を服用し、身体各所の機能の低下がみられる多くの高齢者が在宅で療養されている。人生も後半になり、伴侶を失っている方も多い。頼りになる子供とも距離が遠くなっている方々にとって、いかに疾病を完治させるかということより、いかに人生を苦しみなく全うするかということのほうが現実的であり、受け入れられる在宅医療に対する提案である。私は残りの人生をソフトランディングするためには、食べること、話すこと、苦しくなく息をすることが重要であり、これらをサポートする口を介した医科と歯科の連携

基礎知識編

が重要と考える。スプーン一杯のスープが生きる意欲を再燃させ、納得した旅立ちの準備を前向きに始めさせてくれる。"生きることを支える""生活を支える"医科と歯科の連携を真剣に提案したい。そのために口腔は一つの要である。

おわりに
診療室完結型から地域完結型へ意識改革

　口腔は、生命維持にとって基本的かつ重要な働きをもつ器官である。さらに、愛情表現、人間関係の創造、人間成長への関与という人間の心ともつながる高度な役割を担っている。これまで口腔ケアについて目が向けられることが少なかった背景には、口腔＝食物を噛む場所、という一元論的にしか捉えられていなかったことが考えられる。しかし、口腔の役割に着目し、口腔ケアを継続すると高齢者における誤嚥性肺炎の予防効果が40％も向上するというエビデンス等が報告されたことにより、口腔保健と全身の健康との関係に注目が向けられるようになった。このテーマは当然のことながら歯科だけの問題ではない。ひろく保健、医療、福祉のすべての職種にかかわるテーマである。これまで歯科は診療所で、ほぼすべての業務を完了してきたが今後は地域との結びつきを強め地域完結型の診療所に機能を変化、

発展させることで地域における貢献度が飛躍的に向上するものと考える。超高齢社会に対応できる歯科医院にその機能を変革していくことにより、歯科の力が輝く時代がすぐそこまで来ている。

【参考文献】

1) 大田洋二郎：口腔ケア介入は頭頸部進行癌における再建手術の術後合併症率を減少させる，歯界展望，106：776-772，2005.

2) 地域保健研究会編（大田仁史委員長）：平成16年度厚生労働省未来志向研究プロジェクト，介護高齢者の気管感染および低栄養に対する口腔ケアと摂食ケアの一体的な試行研究報告書，東京，2005.

3) 佐々木英忠，荒井啓行，山谷睦雄，大類　孝：特集　内科—100年の歩み（呼吸器）Ⅲ　主要疾患の歴史　誤嚥性肺炎，日本内科学会雑誌　創立100周年記念号，91：150-153，2002.

4) 米山武義，相羽寿史，太田昌子，弘田克彦，三宅洋一郎，橋本賢二，岡本浩：特別養護老人ホーム入所者における歯肉炎の改善に関する研究，日老医誌，34：120-124，1997.

5) 弘田克彦，米山武義，太田昌子，橋本賢二，三宅洋一郎：プロフェッショナル・オーラル・ヘルス・ケアを受けた高齢者の咽頭細菌数の変動，日老医誌，34：125-129，1997.

6) Yoneyama, T., Yoshida, M., Matsui, T. and Sasaki, H. : Oral care and pneumonia, Lancet, 354-515, 1999.

7) 米山武義，吉田光由，佐々木英忠，橋本賢二，三宅洋一郎，向井美惠，渡辺誠，赤川安正：要介護高齢者に対する口腔衛生の誤嚥性肺炎予防効果に関する研究，日歯医学会誌，20：58-68，2001.

治療から予防への基本理念

山下　敦
岡山大学名誉教授

1．削らない・神経取らないが歯を残す

　20世紀に入ると、Band crown撤廃の狼煙が上がり、Full cast crownが近代歯科の花形として提唱され教科に取り入れられた。

　しかし、数年後Full cast crownは天然歯やBand crownより短命であることに気付いた[1,2]（図1、2）。「これでは患者に申し訳ない」、「教えるものの使命感」から「原因と対策」を探ることにした。Full cast crownの崩壊原因は一体何か？　合着セメントの溶解？　口腔衛生の不良も大きな要因と考え徹底したブラッシングを求めた。

　「健康と医療の社会的恩恵を平等に与える」とするドイツの保険制度を範にして、「出来高払いの国民皆保険制度」が施行されたなかで、不必要な失活処置が歯科医の特権のごとく横行した。失活された歯はやがて抜去の運命を辿る現実から[3,4]、これでは医師・歯科医師法に定められた「医療および保健指導による公衆衛生の向上および増進に寄与し国民の健康な生活を確保する」することはできない。「少なくとも患者に害を与えない治療」、「患者が利益を得る治療」を求め、辿りついたのは「歯を削らない・神経を取らない」であった。

　歯を守っているエナメル質を削除して、感染菌に晒してはいけない。歯の削除は回避するか、最小限に抑えるべきである[5]。象牙質にまで入り込んだ感染菌は一時期鎮静化していても、個体の抵抗力の減退とともに再び活性化して歯髄を冒す[6]。失活後に根尖性歯周炎が発症するのは、根管充填の過不足ではなく感染菌を根管に閉じ込めたためである。失活された歯の象牙質は変性が進み弾性は失われ、咬合応力を歯槽骨に伝達吸収されなくなり破折する（図3、4）。

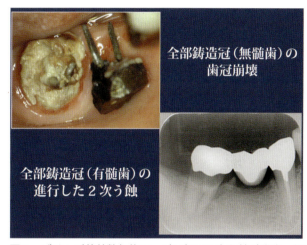

図1　ブリッジ装着数年後マージン部に2次う蝕が発症。無髄歯では痛くないため歯質崩壊が著しく再製不可能になる。一方、バンドクラウンのマージンは不適合であるが、歯質削除が少なく象牙質の露出がないため長期間機能することが多かった。

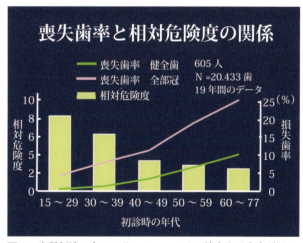

図2　歯質削除の多いFull cast crownは天然歯より寿命が短い。

　一方、口腔衛生が確立され感染菌から守られている生活歯は、長期にわたって健康寿命に寄与することは自明の理である。

基礎知識編

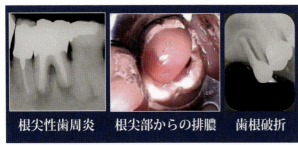

図3　根尖性歯周炎の発症は根管充填の過不足ではなく、感染菌を根管に閉じ込めたためである。失活歯になった象牙質は変性が進み弾性は失われ、咬合応力を歯槽骨に伝達吸収されなくなり破折する。

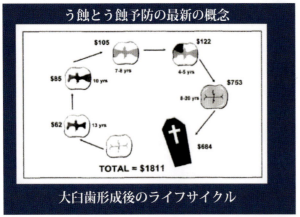

図4　それぞれの処置にかかる費用（左）とその耐用年数（右）。最初に削ると、だんだん大きくなっていき、やがては抜歯に至る。もし、最初の切削を回避できれば、このような連鎖は起こらない。クラウンはおよそ8〜20年機能して駄目になる（MH Simonsen 1992 より引用）。

以上から、エナメル質は象牙質、歯髄を守っている最も大切な歯質なのである（図5）。う蝕や歯周病に罹患してからの2次予防（早期発見・早期治療）でなく、疾病に罹らないように原因菌を排除する「1次予防」[7、8]が最優先されるべきである。

2．う蝕と歯周病は感染症！
　　　原因菌の除去に徹せよと教わった

「病気に罹らないための1次予防（オーダーメイド予防）の概念」に基づく唾液検査[9]や3DS[10]（図6）は、確実にカリエスフリーに繋がる。しかし、費用と時間の点で万人に適さない欠点がある。

高額で長時間を要した補綴治療の継続管理で、徹底したブラッシング指導をしているにも関らず、予期せぬ2次う蝕や歯周病の再発症に悩まされることが多い（図7）。検診日のブラッシング指導だけでは、原因菌の除去は十分でない。ブラッシングと

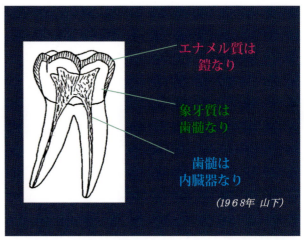

図5　エナメル質は歯を守っている。う蝕・歯周病に罹患しないように、除菌が完全にできるホームケアで原因を取り除くことが最も重要である。象牙細管に入り込んだ感染菌はやがて歯髄を冒す。

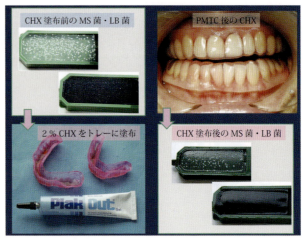

図6　2％CHX（Plak Out）で除菌する3DSは効果的であるが、時間と費用の点で万人向きでない。

歯磨剤よりも、もっと効果的な除菌法が望まれる所以である。

歯学生の時、細菌学教授にう蝕と歯周病は感染症！　原因菌の除去に徹せよと教わった。近年、歯周外科療法に続き、検査に基づき抗菌薬を選択治療する内科的歯周治療法[11]が開発された。

抗菌薬をファゴサイトデリバリー[12]によって局所に送り込み、完全除菌できる。図8は、初診時の口腔写真とプラークの鏡検像である。キャンディーダ、トレポネーマ、運動性桿菌ならびに原虫が観察される。患者にはOne Stage FMD SRP後、30分間のTBIを行ない、抗菌薬（ジスロマック）を与えた。図9は、2週間後の口腔写真と同一部位プラークの鏡検像である。病原菌は除去され、正常口腔常在菌

治療から予防への基本理念

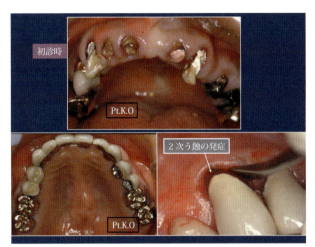

図7　定期健診日に2次う蝕の発症を発見することが多い。何故なら、数ヵ月に一度歯科衛生士のPMTCを受けて完全除菌ができても、歯科医院を離れれば毎日の不完全なブラッシングでプラークは残り蓄積される。除菌効果の実証されている除菌水（POICウォーター）を家庭で使えば、毎日歯科医院へ行って歯科衛生士のPMTCを受けているのと同じで、う蝕・歯周病は間違いなく予防できる。口腔健康が月3千円足らずで買えることになる。

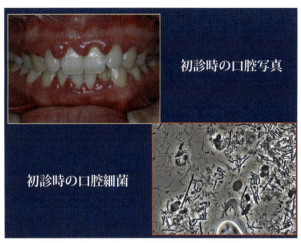

図8　顕著な口腔不衛生と口腔常在菌叢（鏡検像）

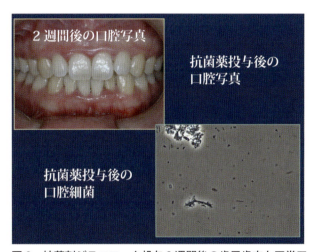

図9　抗菌剤ジスロマック投与2週間後の歯周歯肉と正常口腔菌叢（鏡検像）

叢に改善されている。

この事実から、歯周病には従来の対症療法より、病態の原因を除去する「原因療法」が治癒に結びつくことが理解できる。

3．患者の利益に繋がる 次亜塩素酸除菌水 [13、14]

15年前、「水と塩」で作る最先端の「酸化電位水」を導入し、器具の殺菌消毒に使用した。15年後さらに進化した「次塩素酸除菌水POICウォーター」が台頭した。

図10は、新しい除菌水POICウォーターの効果を検証した結果である。図左は、初診時プラークの鏡検像である。多数のトレポネーマが観察される。図右は、食後除菌水POICウォーターで20秒間ブクブク嗽後、除菌水を含んだまま4分間のブラッシングを1日3回1週間続けた後の鏡検像と口腔写真である。正常な歯肉と正常口腔常在菌叢に改善されている。

図11は、1日に2〜3回使用している場合の3ヵ月毎の口腔細菌の消長である。初診時は菌数が最も多い＋4であったが、3ヵ月後は約半分に減り、9ヵ月目には1.7まで減少した。図12は、1日に1回使用している場合で3ヵ月後には半減しているが、

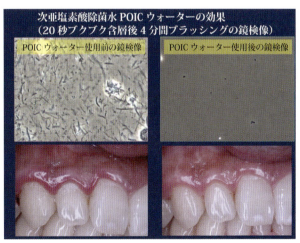

図10　図は次亜塩素酸除菌水POICウォーターの効果を実際の患者で検証した結果である。たった1回4分20秒、1週間で不衛生な口腔は健康な歯周歯肉と正常口腔細菌叢に改善されている。

基礎知識編

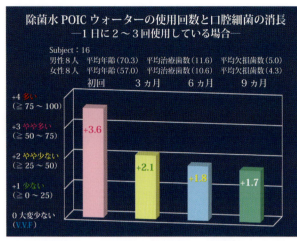

図11　POICウォーターを1日に2〜3回使用すると3ヵ月後には殆ど正常口腔細菌叢が維持される。

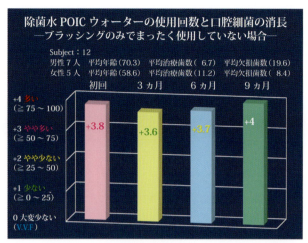

図13　ブラッシングと歯磨剤だけでは殆ど口腔細菌叢には変化がなく、運動性桿菌やカビなど悪い菌が多い。ブラッシングと歯磨剤だけでは原因菌の数はある程度は減るが完全除菌はできず正常口腔細菌叢にならない。歯磨剤は清涼感を増し、短時間でブラッシングを止めることになるため更にプラークは残留蓄積する。

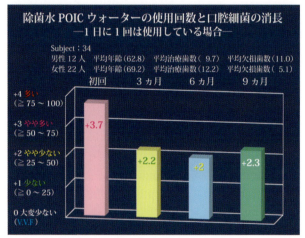

図12　1日1回だけの使用では正常口腔細菌叢徐々に不衛生な口腔細菌叢に戻っていく。この結果から最低2回の使用が必要であることを指導する。

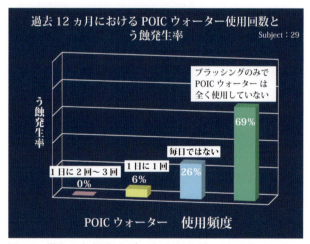

図14　僅か1年観察のデータであるが、POICウォーター使用回数が多い程、う蝕発症率が低くなる傾向が分かる。

9ヵ月目にはやや増加している。

図13は、除菌水を使わずブラッシングのみの場合で、口腔常在菌数は経時しても多いままである。図14は、POICウォーター使用回数とう蝕発症率を見たもので、POICウォーターを1日に2〜3回使用した場合はう蝕が発症していないのに対し、ブラッシングのみの場合、患者の7割近くにう蝕が発生している[15]。このデータは、僅か1年間の調査であるが、傾向は年を重ねても変わらないと推測する。

以上から、次亜塩素酸除菌水POICウォーターの使用は、口腔細菌を含むバイオフィルムなどが蛋白分解・洗浄（除去）され、反復使用により「口腔常在細菌叢のみの口腔衛生が確立された状態が維持」される。さらに口中のネバネバが取れ、口腔のさわやか感が増し、高齢者には誤嚥性肺炎発症の予防にも繋がる[16]。

4．「安心・安全・誠実な医療」が求められる

近年歯科医療にも「安心・安全・誠実な医療」が求められるようになった。安心・安全とは治療時の含嗽水や治療器具が無菌で院内感染がなく安全で、安心して治療が受けられ医院を言う。

POICウォーターは歯科治療のパイプラインの殺

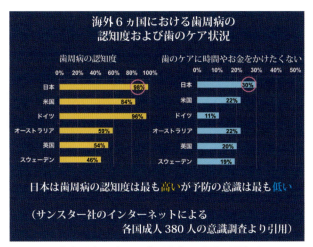

図15 日本人は歯周病のことは何処の国より認知している。しかし、歯のケアに時間やお金をかけたくないが何処の国より多い。この結果は、出来高払いの医療保険制度にドップリ浸かって誠実な歯科医療を目指していない我々自身に責任があるのではなかろうか？

菌消毒はもとより、診療室に浮遊する雑菌も無菌にできる。

問題は「誠実な医療」とはである。これまでの「医師・疾患を中心にしたDOS医療概念」は現在では「患者・問題を中心にしたPOS医療概念」に変遷している[17, 18, 19]「誠実な医療」とは、後者の患者の抱える問題を患者のために解決できる医療と換言できる。

歯痛で来院した患者に、除痛後のレジン充填処置だけで終わったのでは、患者は目先の利益しか得られないばかりか、先述のようにう蝕の原因除去が欠落しているため、やがて2次う蝕、歯髄炎に繋がる時限爆弾が仕掛けられたに等しい。

「誠実な医療」とは、う蝕発生のメカニズムを教え、予防こそがあなたが抱える問題を解決することができることを教え、「効果のあるホームケアの実践に導く努力をする歯科医」と言える。

換言すると「除菌水で殺菌消毒をした安全・安心の環境のなかで、患者の疾病原因を断ち、治癒に導く（患者が利益を得る）ことのできる歯科医師が「誠実な医療」をやっている医院と標榜できる。

21世紀の後半から今世紀にかけて、医療の基本である「医療概念」はDOSからPOSへ、予防は集団（マス）予防から個体（オーダーメイド）予防へ、治療から予防へと、技法も含めて多くがパラダイムシフトしている。

近年、口腔インプラントは優れた欠損回復法であるとされている。本来、歯周病で歯を失った患者のインプラント施術は、原因療法の理解と実践が伴い、口腔衛生が確立してからの施術でなければならない。術前・術後の効果的ホームケアがなければ「インプラント周囲炎」[20]は増えつづけ、患者は医学の進歩を享受したことにはならない。

日本のう蝕罹患率（12歳児）はWHOの目標値3本より低い2.4本になった。日本人の歯周病認知度は、世界の何処の国よりも高い。しかし、歯のケアに時間やお金をかけたくないが何処の国よりも多い（図15）[21]。早期発見・早期治療と出来高払いの医療制度からは、予防を重視する文化は生まれてこない。

「国民に利益を与える医療従事者になるには、学ばなくてはならないことが山積している」。

【参考文献】

1) 小林秀人，安藤雄一，矢野正敏，池田恵，小林清吾，堀井欣一，滝口徹：臨床予防歯科における成人の歯科管理，第4報　健全歯と全部冠経験歯の喪失リスクの比較，口腔衛生会誌，43：452-453，1993．

2) 森田学，石村均，小泉和浩，渡邊辰夫：歯科修復物の使用年数に関する疫学調査，口腔衛生会誌，45：788-793，1995．

3) 安藤雄一，小林秀人，矢野正敏，池田恵，小林清吾，堀井欣一，滝口徹：クラウンを施した歯牙の喪失リスクについて–健全歯との比較–，日本歯科評論，618：195-205，1994．

4) 加藤増夫，橋本弘，根岸達郎，小林和孝：抜歯要因調査から示唆されるもの，日本歯科評論，615：151-164.1994．

5) Anderson MH. Current Concept of Dental Caries and Its Prevention. Oper Dent, 26(S6):11-18, 2001

6) 山下敦，伊達美咲：上部構造を生かす支台歯を求めて，その3，電磁波による感染根管の無菌化，平成26年度公益社団法人に本補綴歯科学会中国・四国，関西支部合同学術大会，2014．

7) 熊谷崇，Bratthall Dほか：クリニカルカリオロジー，医歯薬出版，東京，1996．

8) Bratthall D，柳澤いづみほか訳編：カリエスリスク判定のてびき，エイコー，東京，58，1995．

9) 寺田昌平，山下敦，井上真実，大西美奈子，笠井昭夫，川端秀治，小島俊司，友成隆之，本川佳代子，水島恒尚，福田浩之，園山亘，神坂学，荒川光，完山学，辻清薫，窪木拓男，矢谷博文：成人におけるサリバテストの信頼性ならびに妥当性．補綴誌，42(99回特別号)：183，1998．

10) 山下敦，上原純二，矢谷博文：補綴学治療後の継続管理におけるDental Drug Delivery Systemの位置付け，第106回，日本補綴歯科学会学術大会，盛岡，2001．

11) 生田図南：歯周内科治療について，第28回岡山歯学総会・学術大会，岡山歯誌，27巻1号，p55，2008．

基礎知識編

12) 榎垣一憲：Azithromycin のファゴサイトデリバリー，ファイザー製薬株式会社中央研究所，歯科薬物療法，20（3）：223-224, 2001.

13) 次亜塩素酸の科学―基礎と応用―：福崎智司，米田出版，東京，2012.

14) 鴨井久一，芝燁彦，堀田国元ほか：機能水ではじめるヒトと環境に優しい歯科臨床，砂書房，東京，2012.

15) 山下敦，吉本朋代，千神沙也加：補綴学治療後における除菌水（HCLO）の評価，日本補綴歯科学会中国・四国支部学術大会，岡山，日本，9月5日，2015.

16) 米山武義，吉田光由：要介護高齢者に対する口腔衛生のご嚥性肺炎予防効果に関する研究，日歯医学会誌：56~68, 2001.

17) Weed, L, L.: Medical records, medical education and patient care. The Press of Case Western Reserve University.Cleveland.1969.

18) 日野原重明：POS 医療と医学教育の革新のための新しいシステム，医学書院，東京，1973.

19) 山下　敦：21 世紀の歯科医学を拓く臨床・研究・教育を求めて，医歯薬出版株式会社，東京，1999.

20) S tefan, R envert, J ean- L ouis,Giovannoli: p eri-implantitis, 山本松男，弘岡秀明，和泉雄一，監訳，クインテッセンス出版株式会社，東京，2013.

21) サンスター：歯周病，日本人はケア不足 「時間かけぬ」6 カ国中最多の3割，日本経済新聞，10 月 25 日，2014.

水 と 生 体

生命活動を支える水の力

花岡　孝吉
バイオレドックス研究所

生命は海から誕生したとされている。中でも重要なのは海水という環境から生命系を独立させることであり、個を形成させることである。個を形成するには外皮すなわち膜により包み独立させることであった。生命誕生にはこのような過程が必須の条件であったとされている。さらに進化の過程で生命活動と水との相互作用を巧みに取り入れ超高度に進化した仕組みを形成してきたのである。

それ故、水は私たち人間だけでなくあらゆる生物にとって不可欠のものである。水がなければ生命も誕生していなかったであろう。つまり、私たちの存在自体がなかったはずである。

まず私たちの身体が水でできていることである。生命の営みも水の力を借りて行われている。それ故私たちは水によって生かされているといっても過言ではないであろう。

あまり実感は伴わないかも知れないが、私たちの身体の60％前後は水でできている。この数字は成人男性の平均であり、身体が急速に成長する時期には、より多くの水を必要とするため、生後間もない乳児なら80％を水が占めている。3ヵ月乳児で70％以上が水である。乳幼児の皮膚のみずみずしさなどは、まさにその現れともいえる。

その水は前記のとおり成人男性で60％前後に、成人女性で55％ぐらいに落ち着き、体重60kgの成人男性なら36kg、つまり36リットルは水ということである。2リットル入りの大きなペットボトルの18本分という大量の水によって身体が構成されていると言える。

もちろん個人差はあるが、肥満型の人なら水は50％前後であろう。脂肪が増えれば、その分、水分が少なくなるからである。女性の場合にも一般的にそれが当てはまる。逆に痩せ型の男性なら65％

ぐらいが水ということになる。筋肉には水分が多く含まれ（約75％）、脂肪組織には少ない（約10％）からである。

年齢によってこの水が減り、高齢者になれば50％前後になる。年齢を重ねるにつれ、肌のみずみずしさが失われたり、肌のしわが多くなったりすることを実感するものであるが、これも身体の水分量が少なくなっていることのひとつの現れでもある。水分を多く含む筋肉が減ることによってしわも増えてくる。

このように年齢や体型などによって水分量は変化するが、水が身体の大半を占めていることには変わりない。

これだけ大量の水が身体を占めて私たちの生命活動を支えているのであるから、水がいかに重要な物質であるか、これはもう疑いようのない事実なのである。

身体の中の水といえば、まず、液体である血液を思い浮かべる人が少なくないであろう。確かに血液には多くの水が含まれている。血液は全身に酸素や栄養素を運んで生命活動を支えている。その血液の半分以上を占めているのが血漿という液体で、その血漿のほとんどは水でできている。この血漿に浮かんでさまざまな活動をしている赤血球や白血球なども多くの水を含んでいる。そのため血液の83％を水が占め、平均値の60％よりずっと高くなっている。

従って水が血液に多く含まれていることは間違いないが、しかし、血液量は体重の13分の1（約8％）程度であるから、血液中の水は、体内の水全体の1割程度に過ぎないのである。

では、身体のどこに多くの水があるのであろうか。結論をいえば、私たちの身体を構成する脳や内臓、筋肉、皮膚など、ありとあらゆるところにある。脳

基礎知識編

や内臓はいずれも70%以上が水で、血液（水）の再処理工場でもある腎臓などは80%以上を水が占めている。水分の少ないのは脂肪組織（約10%）や骨格を形成する骨（約20%）などであるが、水分がゼロなどという組織はない。

これらの臓器の一つひとつは、肉眼で見ることのできない非常に小さな細胞が集まってつくられている。その細胞は平均で60兆個という膨大な数に上る。それらが各組織を形成して私たち一人ひとりの身体をつくりあげているのである。

この細胞はどの組織を構成しているものでも、薄い膜（細胞膜）によって水を閉じこめた袋のような状態のものである。従って、膨大な水が全身の細胞に小分けされて保存されているといってもよいであろう。そしてこの細胞の水の中には、遺伝情報を伝えるDNAなどを含む核、エネルギーをつくるミトコンドリア、タンパク質の合成工場であるリポソームなどの小器官やさまざまな栄養分、酸素、二酸化炭素などが浮かび、相互に作用し合って生命活動が営まれているという構造になっている。

表1に人体の構成成分の比率を示した。液とあるのは水分である（水が60%の人の場合）。

表1　人の構成成分中の水の比率

蛋白質	18%
脂　肪	15%
無機質	7%
細胞内液	40%
細胞外液（間質液15%、血液5%）	20%

細胞内液とあるのが細胞の中にある水分で、人体の40%を占めており、血液などを含む細胞外液の水分の2倍になっている。体重60kgの人であるなら40%の24kg＝24リットルが細胞内の水ということになる。これらの水が、生体を形成している平均で60兆個という細胞の組織の中に小分けされて、それぞれに生命活動を支えているのである。

細胞内の水は、核やミトコンドリアなどの小器官や栄養素などを浮かべているだけでなく、細胞内の生化学反応の媒質にもなって、私たちの身体や臓器を構成する成分や、それらを動かすために必要なエネルギーを生成するための不可欠の構成要素にも

なっているのである。

私たちの全身の体細胞は、常に新たな細胞に置き換えられており、古い皮膚細胞が垢になって捨てられ、新たな皮膚と入れ替わるのと同じことが、全身の組織で行われているのである。これを代謝と言う（かつては新陳代謝ともよくいわれた）。

細胞内に十分な水がなければ、この代謝もできないことになる。細胞が代謝もできずに死滅してしまえば、それは組織の壊滅、生命の消滅につながることになる。

水はこのように生命の基本単位ともいえる一つひとつの細胞にとって不可欠の重要成分なのである。

細胞の中だけでなく血液を含む細胞外の水も当然、大きな働きをしている。体内の水の分布は前出のように細胞内液の半分の12リットルで、その4分の1が血液、4分の3が間質液に含まれる水である。

間質液は、「組織液」「細胞間液」とも呼ばれている。その名のとおり、いろいろな組織の間、細胞の間の体液である。

毛細血管と細胞の間にある体液は、血液によって運ばれてきた酸素や栄養素などを中継して細胞内に運び入れる働きをしている。逆に二酸化炭素や老廃物を細胞から受け取り、毛細血管に送り返す役割も担っている。この組織液がリンパ管に入るとリンパ液になる。

このような組織液、間質液も、ただ一定の組織の間、細胞の間にとどまっているのではなく、全身をめぐっているのである。組織間で働いているのも、元々は細胞に栄養素を運んできた血液中の血漿が毛細血管の壁を通ってにじみ出した液なのである。この液の多くは、栄養素と酸素を細胞に送り、二酸化炭素や老廃物を溶かし込んで毛細血管（一部は毛細リンパ管）に再吸収されると、静脈経由で腎臓に送られ、そこで濾過されて一部は体外に排出され、一部はきれいな水（血液）になって心臓に戻され再び全身に送り出される。

瞬間的には組織間、細胞間にとどまっているように見える間質液も、実際は血液などと同じで、全身をめぐる流れの中にあるのである。

そこで身体の中をめぐる水、つまり水の循環とその働きを確認しておこう。

まず、消化、吸収である。私たちは毎日、食べ物

から、活動エネルギーとなるさまざまな栄養素を取り入れている。食べ物は胃で消化され、水に溶かした水溶液として胃や腸から吸収される。この間、唾液や胃液などの水分が大量に使用される。

そこで消化、吸収された栄養素を全身の細胞に運んでいるのが血液である。腸の毛細血管から吸収された栄養素は、血液中の血漿に溶け、動脈から体内のすみずみの毛細血管に運ばれて、そこでにじみ出して前述の組織間液を中継して細胞に供給される。この血液中の血漿も組織間液もほとんどが水といってよい。そこでは水が持っているものを溶かす力、つまり溶解力が存分に働いているのである。

水は溶解力が非常に大きいという特性を持っている。血液や細胞液、組織間液は、水のこの特性、力を借りて、大きな溶解力を使って、栄養素などを運び、生化学反応を起こして生命の営みを行っているのである。

大きな溶解力によって酸素やさまざまな栄養素を溶かした血液（水）は、時々刻々、身体中をめぐっており、心臓から遠く離れた手や足の指先の毛細血管にまで血液が行き届くのは、心臓が強力なポンプだからというだけでなく、水がどんな形に変わることもできる液体で、しかも細い管やすき間にどんどんしみ込んでいく特質、つまり浸透力を持っているからでもある。この浸透力の源が表面張力である。

水が表面張力によって細い管などをどんどん上っていく毛管現象については、周知の通りであり、水のこの力も活かされている。

表面張力は、ほかの液体にもあるが、水が際立って大きい。水の表面張力は、ミクロの世界の水分子同士が水素結合によって互いに引き合うことから起こる蓮の葉やアルミ板などに一滴の水をたらすと球状になるのは、水分子同士が引き合って球状になろうするからである。つまり凝集力である。この力が毛細現象をもたらしているのである。

1円硬貨を水面に静かに置くと浮かぶ。これは誰もが一度は経験していることである。アメンボが水面をスイスイと滑るように動き回ることができるのも水の表面張力が大きいためである。

表面張力を他の液体と比較したものを表2で示した。表面張力はダインという単位で示され、1グラムの物体に働いて毎秒毎秒1センチメートルの加速度を生じさせる力の大きさを指す（1ニュート

表2　液体の表面張力

(20℃、dyn（ダイン）/cm)	
水	72.75
アセントン	23.3
エチルエーテル	17.0
ヘキサン	18.4
ベンゼン	28.9
エタノール	22.6
メタノール	22.5
グリセリン	63.4

ンの10万分の1の単位である）。

水には表のように飛び抜けた大きな表面張力があるために血液が身体のすみずみに行きわたる。毛細管現象、つまり、すき間に浸透していく力は、管の径が小さいほど、また液体の表面張力が大きいほど強くなる。植物がこの力を利用して水を吸い上げていることはよく知られている事実である。人間の身体でも同じである。

この点からも血液中には十分な水分が必要である。水の割合が減って粘着性の強いどろどろした血液になると、その力がしっかり発揮できなくなってしまう。であるから血液中の水の比率も健康管理には大切なポイントになっている。多くの医師が健康維持のために毎日しっかり水分を補給するように強調するのも当然のことなのである。

血液は、栄養素とともに細胞内の生化学反応を起こすために不可欠な酸素も運び、呼吸によって肺から吸収された酸素を血液中の赤血球が運んでいることはご存知のとおりである。赤血球も細胞の一つであり、細胞内には65％の水を含んでいる。ただ、酸素が水に溶ける量はそれほど多くないため、赤血球中のヘモグロビンが酸素と結合して組織に運ぶしくみになっている。ヘモグロビンは酸素との親和性の高い酸素運搬体としてよく知られている。

血液は、酸素を細胞に送り届けた後、細胞からは内呼吸をして出された二酸化炭素を受け取り、肺に運んで排出する。二酸化炭素は水に溶かして炭酸として運搬される。

やはり水の溶解力が活用され、例外的にヘモグロビンのような特質をもつ物質が使われることで、水の力をより効率的に用いるシステムになっているのである。

基礎知識編

このように栄養素や酸素を溶かした血液が毛細管からにじみ出して、細胞内に届ける際に働くのが、細胞膜にあるアクアポリンという水チャンネルである。このチャンネルを通して水が細胞内に取り込まれる仕組みになっている。

基本的には水を通さない細胞膜を形成する脂質二重層に水を通す性質のあるタンパク質を発見して、「アクアポリン（AQP）」（水を通過させる穴を意味する）と名づけたのが米国のジョンポプキンス大学のピーター・アグリ教授である。1992年のことであるから、まだ23年足らず前のことである。水が細胞膜を通過する路（アクアポリン）の発見によって、水と生命現象についての研究領域が大きくひらかれたとされている。

アクアポリンにはさまざまな種類があり、水だけでなく、栄養素やイオンを通すもの、ガス、尿素などを通すものとある。研究の歴史はまだ浅いものの、あらゆる生物の細胞にアクアポリンの存在が認められており、水があらゆる生命の維持に不可欠であることを再確認されるようになった。

私たち哺乳類では現在までに13種類のアクアポリンが確認され、ひとつの細胞にも複数種のアクアポリンが存在し、それらが互いに協調して水や栄養素、排出物の出入りを管理していることがわかってきた。

細胞の中では、エネルギーの消費や代謝などが行われ、その化学反応によって生じた二酸化炭素や老廃物などが、細胞内で生成されて余分になった水に抱えられて、やはりアクアポリンを通して外に出す。これが前出の組織間液となり、毛細血管、あるいはリンパ管から逆に吸収されて静脈経由で送り返される。

このように栄養素や酸素を運ぶのとは逆の流れの際にも、水の大きな溶解力を借りて、二酸化炭素や老廃物を集めて運ぶのである。そして水の再処理工場である腎臓で濾されて余分な水や老廃物が尿などの形で体外に出される。尿はもちろんほとんどが水であり、二酸化炭素は肺から呼気として体外に出される。

このように水は体内を循環しており、この水の循環がなければ、消化→吸収→代謝→排泄の生命活動は行われないのである。

体内をめぐる水は、腎臓で濾過され、汗や尿、大便などとして体外に排出される分以外は、きれいな水になって再び体内を循環する。しかし、排出される分は当然、日々補給をして体内の水分を一定に保たなければならない。

体外に排出されるのは老廃物を含む尿や大便だけではなく、本人に自覚がなくても、汗や呼気として大量の水が出されている。

私たちは眠っている間でも汗や息として水を出し、その量は一晩にコップ一杯分（200cc）にもなるといわれている。

汗はよく知られているように体温の調整機能を果たしており、汗のほとんどは水である。水が蒸発するときには多くの熱を奪い、それが気化熱（蒸発熱）である。水はこの気化熱も非常に大きく540cal/gと全物質中のトップである。それゆえ水はどの物質よりも加熱した身体を効率よく冷やすことができるのである。この水の力もまた活かされているのである。

気化熱（蒸発熱）が高いということは蒸発しにくいということであり、水の分子の結合が、液体でありながら固く、切れにくいために、この結合を切り離すためには大きなエネルギーがいるということなのである。これも溶解力と同じように水の水素結合という独特のあり方によるものである。

また、この体温の調整という面でも、私たちの身体の60%前後が水であることは、非常に都合がよいのであり、水はご存知のように熱しにくく冷めにくいという特質も持っている。1gの水を1℃温めるのに必要な熱量、つまり熱容量、比熱が非常に高い（約1カロリー）。これはエタノールやメタノールなど、比較的比熱の高い物質のさらに2倍近い数値になる。

比熱が高いから、温度、体温が変わりにくく、それぞれの組織、細胞が、一定の温度の下で安定的な生化学反応を行うことができるのである。恒温動物である人間は、一定の体温を維持して生きているので、これもとても大切なことになる。

しかも水は、血液として瞬時も休みなく体内をめぐっている。それによって身体中の体温のかたより、温度差がないようにもなっている。さらに水には熱伝導率が大きいという特性もあり、生体内の化学反応、発熱反応をすばやく周囲に伝えることができる。

水の惑星とも呼ばれる地球が全体的に生命活動に適した条件をつくっているのは7割以上の面積を占める海の水が、急激な温度変化を防いでいるから

である。それと同じ働きによって、体内の6割を占める水が、私たちの身体の急激な温度変化を防いで生命活動をサポートしているといえる。

さらに水には蒸発しにくいだけでなく、凍りにくいという大きな特質も持っている。これは融解熱が大きいということを意味する。この凍りにくさも全身に張りめぐらされた毛細血管内の血液を液体の状態で保つことができる力になっているのである。

もちろん人は36.5℃前後の体温を維持するために直接外気にふれる部分は固い皮膚組織、厚い皮下脂肪などよって熱が奪われるのを防いでいる（衣服でもカバーしている）。

しかもタンパク質などと結びついた結合水は、普通の水よりもさらに凍りにくく、活性も失わないため、仮に氷点下の寒さの中でも、筋肉や内臓の構造がすぐに凍って壊れるというようなことはないのである。

また、血管や細胞の膜を通る際には水の浸透圧も働いている。浸透圧については日常的に、たとえば調理の際などに活用しているはずである。漬け物をつくる、塩抜きをする、魚や肉などを焼く前に塩をふって味を引き締める、こういうようなときに細胞内の水が浸透圧によってにじみ出てくる。このようなことは日常的に体験し、活用しているはずである。これが浸透圧である。

浸透圧は、細胞の内（細胞内液）と外との間の溶液の濃度差（勾配）によって生じ、水はイオン濃度を含む濃度差（勾配）があれば、浸透圧によって濃度の高い方に動く。この浸透圧がさまざまな器官や細胞において水の流れをつくり出している。水のチャンネル、アクアポリンでもそれが行われている。ここでも水の特質、力が活かされている。

すでにふれたように人の体重のおよそ13分の1（約8％）が血液であり、体重60kgの人で、約4.8kg、約4.5リットルの血液が全身をめぐっている。

全身に血液を送り出すポンプである心臓は、1回の拍動（収縮）で大体70～80ミリリットルの血液を送り出す。皆さんも何度も脈拍を数えたことがあると思いますが、個人差はあるものの心臓は1分間に60～80回拍動している。それを70回とすると1分間で5リットル前後の血液、つまり総血液量を上回るほどの量が心臓から送り出され、循環しているのである。

大まかにいって1分間ですべての血液が一巡する計算になり、1日となればその1,440倍（60×24時間）、延べ7,000～8,000リットルもの血液が体内を循環していることになるのである。

血液はこのように頻繁に体内をめぐって身体中の細胞が生き生きと活動できるように酸素や栄養素を運び、老廃物を排出しているのである。それゆえこの血液の循環を正常に保つことが、一つひとつの細胞の活性化につながり、身体全体の活力や、免疫力・治癒力を高めて、健康を維持することになるのである。

血液は体重のおよそ13分の1とはいえ、1日に体内を循環する量は体重の100倍以上になっている。それだけにその働きや影響力は分量以上に増幅されて大きくなるのである。逆に欠ける場合も大きく、血液の3分の1が失われると生きていられない。この血液の83％が水であるので、血液中に含まれる水の性質や働きがさらに重要度を増すのも当然のことだろう。

身体中を循環する血液が老廃物を集めて、それを溶かした水が尿や汗、呼気などとして排出されるのは1日およそ2.5リットル。体内の水の5～7％に相当する量である。その水が補給されなければ、この身体は十分に機能しなくなってしまうということになる。

その注意信号として体内の水の5％がなくなると喉の渇きを感じ、10％が失われると脱水症状があらわれるとされている。さらに減ると生命が危機にさらされる。

まず喉の渇きだが、これは肉体の喉が実際に乾燥しているわけではなく、いわば身体の奥底から発せられ、脳から伝えられる注意信号なのである。それだけに喉の渇きを感じたら、それはなかなか我慢できないものなのである。喉の渇きを感じたら、それは身体の注意信号なのであるから、我慢せずにしっかり水分を補給してやる必要がある。

この喉の渇きという注意信号は、単に水が足りないというだけでなく、それによって血液の塩分やイオン濃度が高まって正常な生命活動が営めなくなっており、補給水で薄める必要があるとの注意信号なのである。それゆえ血液の1.5倍ほど塩分濃度が高い海水などはいくら水分を補給しても、濃度を高めることになるのでかえって喉の渇きを強めるだけなのである。

基礎知識編

　１日に補給しなければならない水の量は当然、排出する量に近いものである必要があるはずである。普通は飲み物や食べ物の形で１日に２リットル〜2.5リットルの水を摂取しているといわれている。このうちの1.5リットルは食事で、残り１リットル、つまりコップ５杯分ぐらいは食間のお茶や水などの形でとっているとされている。

　身体から排出されるのは前述のように１日におよそ2.5リットルであるから、出ていく水の方が多くなる。これはこれで構わない。体内で生成されている水もあるからである。

　細胞の活動によって栄養素が燃焼すると二酸化炭素とともに水が生成される。水が最も多く生まれるのは脂肪で、100グラムの脂肪は酸化によって約107グラムの水が生成される。炭水化物なら約56グラムの水である。水がこのようにして新たに生まれ、体内でのやり取りや循環と排泄という水の流れの中に加えられているのである。

　渡り鳥などが長期間、水を飲まずに飛び続けることができるのは飛び立つ前にしっかりと栄養補給をして身体に脂肪をため込んでいるからだという話をお聞きになったこともあるのではないだろうか。脂肪をエネルギー消費することで、水を生成して補給しているのである。

　しかし私たちが健康な生活を送るためには、マラソン選手がこまめに水分補給をするように、体内に水不足の状態をつくらないように、日々、しっかりと補給をする必要がある。水を濾過する腎臓が悪い人は別にして１日に1.5〜２リットルの水は飲むべきだと指摘する専門家が少なくない。２リットル以上が理想的ともいわれている。

　しかも私たちは老化とともに体内からの水不足の注意信号を受けとめにくくなる。喉の渇きも加齢とともにストレートには感じなくなるケースもあるから、積極的に水をとる習慣をつけるようにしていく必要があるともされている。

　特に夜中には、汗や呼気として奪われ、尿などに多くの水が排泄準備に蓄えられ、血液中の水分が不足しがちになる起床から何時間かの間に血圧の上昇から脳梗塞や心筋梗塞などの血液にからむ疾患が発見されるケースが多いのである。だから朝、寝起きに水を飲むこと、あるいは就寝前に水を補給しておく必要性を指摘する専門家が少なくない。

　同じ水分でも、アルコール飲料の場合には、アルコールの利尿作用によって飲んだ分以上に水が尿として体外に排出されるため、逆に体内の水分が少なくなってしまう。それゆえ飲酒をする場合には、その前後の水の補給が大切ともされている。

　水はこのように細胞の内でも外でも生命の活動に欠かすことのできない重要な働きを担っているのである。水の力を借りて生命の営みが可能となっているのである。このような水だからこそ身体の大半（約60％）を占めているということもできるであろう。

　その水は時々刻々、体内をめまぐるしく循環し、エネルギー源の運搬から浄化、排出などの重要な機能を果たしている。もちろん体内には生体の防御・維持システムがさまざまに働いて、血液（水）の質や量もできるだけ一定に保つようにできている。

　しかし、コップ１杯の水でも血液に占める率は５％近い数値になる。血液に取り込まれれば１分間に１回、体内を循環するのである。それだけにしっかり補給することが健康維持の大切なポイントになるだけでなく、これほど重要な働きをしている水であるから、補給する量だけでなく、その質についても軽視はするわけにはいかないのである。

水と疾病

　水は溶媒として利用されているため水そのものによる疾病との関係は見当たらないが、水と電解質あるいは水と細菌という視点からするといろいろ疾病との関連は見られる。例えば水中毒という病気があるが、溶媒である水を過剰に摂取することによりおこる疾病である。過剰の水を摂取することにより電解質であるナトリウムやカリウムという生体にとって重要な電解質濃度を限界を超えて低くするために引き起こされる疾病である。腎臓が濾過する速度は最大毎分16mlであり、この量を超えると処理できなくなり細胞内外の水が増加し、電解質濃度の低下を引き起こすことにより低ナトリウム血症などを引き起こす。

　水は水と接している物質との間で相互作用を示し、接している物質が何かによって相互作用の仕方を変化させる。水自身の特性を変えることがある。例えばがん細胞中の水と正常細胞中の水の特性が変化するという現象も報告されている。次に示した表は正常細胞とがん細胞中の水分子のプロトンの緩和時間

表3 人の正常細胞およびガン組織中の水のプロトンの縦緩和時間 T_1 の値

組織	ガン組織の T_1 (sec)	正常細胞の T_1 (sec)
肺	1.110	0.788
乳房	1.080	0.367
胃	1.238	0.765
筋肉	1.413	1.203
子宮	1.393	0.924

上平 恒 著「生命からみた水」表7より引用

の比較である。水と水と接している物質の特性や種類によりそれぞれの相互作用が異なる例である。

それぞれの部位において正常細胞とがん細胞の緩和時間が異なるという興味深い結果である。逆に細胞の緩和時間を計測することでがん細胞の有無を検査する方法に繋がることになるのでこの分野の研究も行われている。

水を構成する水素と酸素

水を構成する元素は水素と酸素であることは言うまでもないが、水素と酸素も生体にとって非常に重要な働きをしている。水素原子は陽子1個と電子1個からできており、元素の中で最もシンプルな構造をしている。水素は宇宙で最も多く存在している物質ともいわれている。この最も簡単で単純な構造をしている水素から、より複雑なさまざまな元素が作られ、誕生したのである。地球には水素原子としては殆ど存在せず、水に代表される化合物としてまた生物をつくる素になる蛋白質や炭水化物として存在している。中でも水を構成している水素が最も多く、水素の貯蔵庫と言ってもいいだろう。地球上に水素原子や水素分子として存在したならば軽い気体のため殆ど全てが大気圏外に逃げて行ったことであろう。しかし水という形で水素が存在することで地球上に水素や水素化合物が存在できているのである。最も軽い水素原子は酸素原子のように直接生物が利用して代謝を動かすものではないが、生物にとっては非常に重要な元素なのである。全ての物質の中で最初の元素が水素ならば物質の源が水素であるということになる。陽子や電子や中性子といった素粒子の数によって性質が異なるのは不思議と言わざるをえない。物質の根源的最小単位である水素が電子を与え易いという性質により電子を奪おうとする活性酸素を含む酸素毒から護ってくれるのである。

酸素は原子番号8で8番目に誕生した物質であり、水素にとっては非常に重要な元素である。酸素は陽子8個と第一番目の核に電子が2個と第二番目の核に電子が6個それぞれの軌道に配置されている。この酸素原子は2個の不対電子を持っており、それぞれの不対電子は1個の電子を取り込み対になろうとする。この時2個の水素原子があると水素原子1個から電子1個を酸素に与え共有してそれぞれ2組の電子対を作る。電子対は非常に安定しており電子を奪うことも電子を与えることも容易にできない。この様子は図1と図2で示してある。

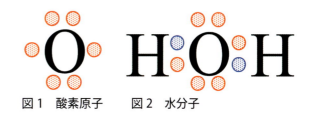

図1 酸素原子　　図2 水分子

この安定した形が図2に示した水分子なのである。水素はより大きな元素になった酸素と結びつき安定した水という物質を作ったのである。酸素というある種の毒を水素は最も安全なそして最も安定な水に変えてしまうという本当に優れものである。しかし水素は大気中に常に大量に存在しているわけではなく、化合物として存在している。水素自身は非常に軽く大気中にあれば大気圏外に逃げていってしまい地球上には存在しないことになってしまうからである。それゆえ水素は化合物として存在しているのである。中でも水素は酸素と結びついて水という物質を作り安定して水素を蓄えている。地球上で水素は水という状態で最も多く貯蔵され繰り返し利用され、色々な重要な役割を果たしている。この重要な役割とは殆ど全ての有機質のもとになり、炭水化物や蛋白質や脂質の構成成分となっている。水素の働きの中でも水素が電子を与える性質があることから還元作用として酸化物を中和する働きがあることである。水素から出発してあらゆる元素により構成される物質は電子を与えたり、電子を受けたりして酸化と還元を繰り返している。この酸化還元現象は電子の授受を行う現象のことで、電子1個が増加するか減少するかという極めて単純なプロセスなの

基礎知識編

である。

　さて、酸化還元の程度を示すのに酸化還元電位と言うポテンシャル表示を用いるがそれを計測するのには水素電極を用いた値を使用する決まりになっているので水素の場合、この式を用いると酸化還元電位は全て水素電極による電位になる。しかし実際は水素電極を用いて測定することは大変難しく、あまり実用的でないため水素電極と比較電極という間接的な電極を用いる。水素電極と比較電極の電極間電位が一定であることから温度補正をするだけで水素電極値を求めることができるので水溶液の酸化還元電位は容易に測定することができる。例えば飽和塩化銀電極を比較電極として用いた場合25℃では水素電極と飽和塩化銀電極間電位は−199 mVであるので比較電極である飽和塩化銀電極の値が−150 mVであれば水素電極の値は−150 + 199 = 49 mVとなる。いろいろなところで酸化還元電位を表示しているが比較電極の値をそのまま使用して−150 mVとしている場合があるので注意が必要である。これらの比較電極には飽和甘コウ電極、飽和塩化銀電極、3.3 mol/L塩化銀電極等が一般的である。

　水は水素を溜めておく最も効率のよいタンクであり、最も安全な状態で貯蔵されている。先にも述べたように水を電気分解すると容易に水素と酸素が発生し、水素と酸素を反応させると水になり、この時発生する電気エネルギーを使うことができる。水素と酸素は劣化することなく何回でもリサイクルして使用することができる。もし水という化合物がこの地球上に存在しないとすると水素は気体状態で存在することになり空気よりも軽いので殆ど全ての水素は大気圏外に飛んで行ってしまうことは既に述べたが、その結果地球上には水素は存在しないことになり、全く想像すらできない世界となってしまう。しかし水素は水の中に化合物として旨く閉じ込められ、空気よりも重く水という形で地球上に豊かな自然を創出している。水素は周期律表で見ると原子番号が1で最も軽い元素であり、陽子と電子で構成されている。このような水素は私たちが直接手にすることができる元素であるが、デューテリウムと言う名の重水素は、電荷を持たない中性子が一つある水素のことであり、更に中性子が2つあるトリチウムという更に重い水素が存在している。しかしこれらの特殊な水素は自然界には極めて少ない量しかな

い。私たちが目にする水はプロチウムと呼ばれる軽水素と酸素が結合して水分子を形成しておりこの自然界では殆どがこの種の水である。

　水素は酸素と同様に殆ど全ての有機物に入っている。有機物を構成している骨格元素は炭素、酸素、水素、窒素、硫黄、リン等であり中でも炭素と酸素と水素は殆どの有機物に入っている。従って私たちの体は炭素と酸素と水素からできていると言っても過言ではないだろう。私たちの体は半分以上水で構成されているので半分以上酸素と水素で構成されていることになる。このように水は酸素と水素からできていることから私たちの体を考える際水素と酸素がいかに大切な元素であるか理解できる。

　水素がどのようにして発見されたかを簡単に述べてみたい。水素の発見する2年前、すなわち1774年イギリス人科学者のジョゼフ・プリーストリーによって水は元素でなく水の成分である酸素であることが発見された。それから2年後の1776年にイギリスのキャベンディッシュによって水素が発見された。彼は亜鉛を酸性溶液に入れたときに発生する気体を偶然に見つけた。それが水素と名づけられたのは、それから更に後のことであるがこの時この気体は大変燃えやすい気体であることがわかった。

　その後フランスの科学者ラボアジェは、1793年にキャベンディッシュが発見した気体を、酸素の中で燃やすと「水」ができることを実験で確かめた。酸素＝Oxygenの命名者でもあるラボアジェはその気体を「hydro＝水」と「gennao＝生ずる」と言うギリシャ語から「hydrogen＝水素」と名づけたのである。

　ラボアジェはこの酸素と水素の実験から、水が水素原子2個と酸素原子1個が結合した分子であることも発見した。彼はことのことから「水」という物質を、初めて科学的に解明し、水が万物の根源ではなく、その先に元素、原子があることを証明したのだ。ラボアジェは水素を「水をつくるもの」と言う意味を持たせたのである。このようにして水素が発見され、現在でもハイドロゲンという言葉で使用されている。その後水素は有機物質中にその構成成分として入っていることがわかってきて、生物にとって非常に重要な物質であることもわかってきた。

　水素は全ての気体の中で最も軽い分子であり同じ温度下では分子の拡散速度が大きく、熱を伝える速

28

さが大きく、拡散しやすい物質なのである。参考のために水素の物理的定数を表4に示した。

表4　水素の物理的定数

水素ガスの質量	0.08986	g/L (0℃, 1013hPa)
液体水素の比重	0.0710	g/mL (20.38 K)
固体水素の比重	0.763	g/mL (15.9 K)
沸　点	20.38	K
融　点	15.90	K
水に対する溶解度	1.84	mL/100g H_2O
水に対する飽和量	1.55	mg/L H_2O

水素は如何に軽く、水に溶け難いかが表4から容易に読み取れる。水素分子1個の大きさは0.24nmと1ナノメートルよりも小さく、ペットボトルの壁を容易に通過してしまうほど微小なのである。それゆえ水素の取り扱いは大変難しいと言われている所以である。

水素は最も小さな原子で硬い金属結晶格子内まで浸透してしまうほど極めて小さな分子レベルの隙間まで通り抜けてしまうのでその保管は難しいが、担体に吸着させることで水素を閉じ込めることは可能である。例えば金属格子内まで浸透するという原理を利用した水素吸蔵金属などはその良い例である。

軽水素原子（普通の水素）は図3で示すように陽子1個と電子1よりなり、陽子の周りの軌道上に電子が運動しているというイメージを思い浮かべれば理解し易いであろう。

通常水素原子は原子単独では存在しにくく水素原子2個で水素分子の形をしている。それぞれの水素原子が電子を共有して分子状になり常温ではガス状になって存在している。

水を構成している酸素は酸素呼吸をしている生物にとっては絶対に必要な物質であり、人は酸素無くしては生きてはゆけない。しかし酸素自身はもとと有毒であり、酸素毒とも言われている。46億年前に地球は誕生したと言われており、30億年前に地球上に生物が誕生したと言われている。生物が誕生したころは紫外線の届かない海中であり、生物は現在のように酸素を必要していなかった。海中で植物が繁茂して光合成により地球の酸素濃度が次第に増えて行き、オゾンの生成も進み、地上数十キロの上空にオゾン層ができ、地球上では嫌気性生物が生存しづらくなり、好気性生物が替わりに出現してきた。好気性生物は酸素毒に対して防御機能を備えるようになり、やがて酸素雰囲気のなかでも生存できるようになってきた。しかし酸素は酸素濃度が高くなると細胞増殖阻害を起こしたり、老化を引き起こすことが知られている。酸素毒としては酸素中心の原子や分子内に不対電子を持ったフリーラジカルは強い毒性を示すことが明らかになってきた。

最近でこそ活性酸素とはどういう物か良く知られるようになってきたが、以前は大学で化学を専攻している先生でもよく知らなかった。活性酸素は酸素原子や酸素分子が電子の授受により引き起こされて不対電子と言って非常に不安定な酸素を作り出すことなのである。図1で示したように酸素には最外殻電子が6個有り左右に1個ずつの電子が2個ある。この左右に2個ある電子はそれぞれ2個の対になっていない電子で不対電子と言い他から1個の電子を奪い2個の対電子になろうと言う性質がある。この電子を奪う傾向の強い酸素化合物が活性酸素の毒として現れるのである。活性酸素の毒とは1個の電子を奪うことから生ずる結果起こる現象なのである。

通常酸素は図4で示すように左右に不対電子が1個ずつあるが、左右どちらかの不対電子が電子を奪うと左右非対称になるスーパーオキシドラジカルという活性酸素ができる。このスーパーオキシドラジカルという活性酸素は更に1個の電子を奪い図5で示すような過酸化水素となる。

この過酸化水素はスーパーオキシドラジカルと

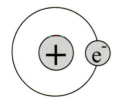

図3　水素原子

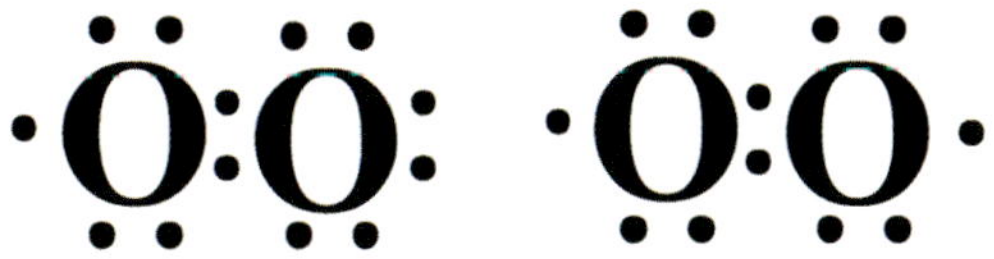

図4　スーパーオキシドラジカルと酸素分子

基礎知識編

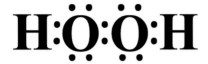

図5　過酸化水素

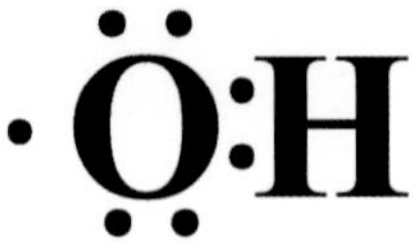

図6　ヒドロキシラジカル

いう活性酸素が電子と共にプロトン（水素イオン）2個を一緒に奪い過酸化水素という比較的酸素毒の少ない活性酸素となる。過酸化水素はすでに電子を満たしているので不対電子を持つフリーラジカルではないが活性酸素として扱われている。

活性酸素の内、図6で示すヒドロキシラジカルは最も強い毒性を表す活性酸素で酸素と水素から作られる化合物である。

このヒドロキシラジカルは電子を奪う力が最も強い活性酸素であり猛毒である。このヒドロキシラジカルという活性酸素は生体内の細胞膜やあらゆる有機物質から電子を奪う。奪われた生体内の細胞は自身の中で次々と連鎖反応を繰り返しやがてはDNAまで損傷をしてしまうという恐ろしい活性酸素である。細胞から電子1個が奪われることからやがて遺伝子情報を司るDNAが損傷して腫瘍や癌へと移行してゆく。活性酸素により引き起こされる疾病はたった1個の電子を奪われることから引き起こされると言っても過言ではない。これらの生成は水を介して生体内でも行われ、生体を護るため、免疫システムの中に取り込まれている。

例えば、免疫にも関与する好中球のNADPHオキシターゼによるスーパーオキシドラジカルの生成や、ミエロパーオキシターゼによる次亜塩素酸の生成も活性酸素や殺菌作用を持つ生成物などもその一例である。

水を構成する水素や酸素は時には水素を水から取り出しまた時には酸素を水から取りだして常に生体が定常状態を維持するためのホメオスターシスとして発揮している。水から水素と酸素を生成し、再度水に戻る。このように水は分解しては水になり、永久にリサイクルを繰り返している。全ての生命体は水という環境の中で生命の営みを行い、遺伝子の発現も細胞分裂も皆この水という環境があってこそ成り立つのであり、生命体の生存のための大前提条件なのである。

では実際に個々の水の特性は生体内でどのような働きをしているのか見ることにする。水の物理化学的な特性として主に水の熱容量、熱電導率、蒸発潜熱、溶解潜熱、溶解性、表面張力、構造的な要素等が挙げられるが、これらの特性が生体内においてどのような働きをしているか幾つか挙げる。まず熱容量が他の物質よりも大きいため、生体の体温を一定に保ち、一度に多量の熱を血流により運ぶことができる。熱電導率が大きいため、生体内での生体反応の反応場における効率を高めることができる。さらに蒸発潜熱が他の液体よりも大きいため、生体の温度調節に役立っている。このように水そのものの特性が生体内において大きな役割を果たしているのである。

生体を護る水

生命の最小単位である細胞は、いろいろな機能を備えている。細胞は小さなコンパートメントと呼ばれ、その内部には核（遺伝情報を保存するDNAなど）、小胞体（物質の通り道）、ミトコンドリア（エネルギーを生成）、リボソーム（タンパク質の合成所）、ゴルジ体（タンパク質の修飾や保存）などの小器官が水環境の中で複雑な相互作用を営んでいる。この構造は動物の細胞も植物の細胞も共通しているが、植物細胞にはさらに光合成を行うための葉緑体という器官がある。

原始的な細胞とされる細菌類中の大腸菌は、十数億年前とほとんど変わっていない同じ形をしている生物（単細胞）として知られている。高等動物ほどのものではないにしてもDNAをはじめ細胞内にしっかりと上記の小器官をそなえている。

この大腸菌の細胞内の成分の構成比（重量）を見ると、水が70％、タンパク質15％、核酸7％、糖質3％、脂質2％、無機イオン類1％、その他2％となっている。

水が最も多く70％であるのはヒトの場合とほぼ同じである。このうちの10％ぐらいが水和したイオンや水酸基との結合水とされている。

結合水とは、イオンやタンパク質などと結合したゲル状の水である。球状蛋白質の結合水のうち最も

内側の水1分子層の最も強く結合している結合水はマイナス190℃でも凍らないという上平等（生体系の水：講談社）の報告もある。細胞内の水は結合水として構造化しているため、水分子が自由に動き回る自由水、一般の水（バルク水）とは異なり、凍りにくく蒸発しにくくなっていると考えらる。

ヒトの細胞も同じである。細胞の中の水は、タンパク質などの有機物とうまく関わり合いながら生命維持という重要な役割を持ち生体を護っているのである。

細胞内のDNA、RNA、タンパク質の三要素は、生命の主役ともいえるものである。DNAの遺伝情報は、RNAポリメラーゼという酵素によってRNAに転写され、タンパク質がつくられる。この過程もすべて水環境の中で行われているのである。

ご存知のように一人ひとり異なる遺伝情報を保存するDNAは、正式にはデオキシリボ核酸といい、デオキシリボースと呼ばれる糖をもつことに由来する名前である。この糖とリン酸と塩基が結合したヌクレオチドという構成単位が鎖状につながった分子で構成されている。

DNAはよく知られているように、はしご段をねじったような二重らせん構造を持っている。ヌクレオチドの2本の鎖に、はしごのステップがつけられているような構造になっているが、このステップ部分は塩基が水素結合で結びついている。

結びついている塩基は、アデニン（A）とチミン（T）、グアニン（G）とシトシン（C）で、この組合せの対になって、ゆるやかな水素結合により、ステップ部分をつくっている。この4種類の塩基が遺伝情報のいわば言葉の単位になり、この配列の仕方によって膨大な情報を伝えるしくみを構築している。このDNAの二重らせん構造は、水になじむ親水性の糖、リン酸を外側に向け、水にややなじまない疎水性の塩基を内側に向けて、塩基同士が引き合い、水素結合をするというしくみによってできている。疎水性のものがお互いに引き合うことによって安定化するのである。これを疎水性相互作用という。

親水性と疎水性という水との関係性が上手く利用され、二重らせん階段のような構造の遺伝情報のデータベースがつられているのである。

この遺伝情報の転写を受けてタンパク質をつくるRNAはリボ核酸と呼ばれている。こちらはリボースという糖に由来する名前であり、同じようにこの

糖とリン酸と塩基によるヌクレオチドが多数つながった鎖状の分子であるが、DNAとは違って、こちらは鎖が1本という構造になっている。

DNAとRNAによる遺伝情報は、文字どおり、我々の身体の形や性質を次代に受け継がせるという役割だけではなく、この情報によって日々、代謝が行われて、その人固有のタンパク質がつくられているのである。RNAは転写によってDNAから情報を受け取ってアミノ酸からタンパク質を生成して身体組織をつくり、古い細胞と置き換える代謝を行っているのである。これが生命の営みのベースになり生体を護っている。

これが細胞の水のなかで行われており、水がなければ情報伝達も行われないし、タンパク質の複雑な高次構造を形成することもできない。水素結合や疎水性相互作用も水があるからこそできるのであり、このことからも水の存在がいかに大きいか理解できる。

細胞内の水と細胞の外の水との違いを研究している研究者も多数いる。たとえば米国のテキサス大学サウスウエスト医学部のトンプソン、ウォーターマン、コッタムという科学者たちは1984年にヒト（成人）の赤血球で、細胞内の水分子の回転運動の尺度となる、ある刺激に対して元に戻る時間である緩和時間をNMR（核磁気共鳴装置）で測った結果を発表している。それによると、98%の水は緩和時間が3×10^{-11}秒であったのに対して、$1.3 \sim 1.5$%の水は$2 \sim 4 \times 10^{-9}$秒、0.2%の水は10^{-7}秒であった。

ある刺激を受けて元に戻るまでの時間は、細胞内の水の$1.3 \sim 1.5$%が、それ以外の水に比べ10倍も遅い0.2%の水は1万倍も遅いということであった。遅いのはそれだけ結合水として構造化されているということを意味する。

このことから考えられるのは、赤血球の中の酸素を運搬するヘモグロビンの周りを水が三重の水和層をつくっていて、それがヘモグロビン分子と結合して結合水となっているために、水分子の運動が拘束されている状態にあるのだろうということである。その分、緩和時間が遅くなっていると考えられる。

赤血球には普通の細胞のようなミトコンドリアや核がなく、そのために赤血球は特殊な細胞といわれている。構造化されている水が2%程度しかないというのも普通の細胞とは異なる。残りの約98%は、

普通の水（バルク水）と同じで、他の物質との相互作用を強く受けていない。

赤血球がヘモグロビンを含み、それが酸素を抱えて体内のすみずみにまで運び、逆に二酸化炭素を抱えて肺に戻ってそれを排出する働きをしていることはよく知られている。赤血球は毛細血管を通り抜ける際、血管に合わせて自由に変形できなければならない。それゆえ分子の動きが拘束される結合水ではなく、自由に変形できる自由水が多くなっていると考えられる。

また日本の研究者の中には、「細胞内の細胞」ともいわれるミトコンドリアの中を調べ、0～-5℃で凍る水、-10～-25℃で凍る水、-80℃でも凍らない水の3種類の水があるという研究結果を発表している。

ほとんどの細胞にはミトコンドリアという小器官があるが、その中に-80℃でも凍らない水があるというからまさに驚きという他はない。

本来は0℃で凍る水であるが、細胞内の水は厳しい自然環境からも重要な器官を護り、生命活動を維持し生体を護るために自らを不凍水に変えているのである。

機能水という名の水

機能水という名前は1990年代に少しずつ知られるようになり、機能水研究振興財団が厚生省（現厚生労働省）の所管で設立され、大学を始め企業が参加して研究から応用へと広がっていった。機能水とは広義の意味では水がある種の機能を示せば機能水であるが、我々は機能水をもう少し整理して、水に物理的エネルギーを付与して有効に利用できる水を機能水と呼んだ。

さて水は色も匂いも味もない液体であることからその評価が難しく、場合によっては科学的に取り扱うことが困難なケースが出てくるという問題があり、科学的であるという条件を限定したのである。科学的とは「物質収支がとれること」「エネルギー収支がとれること」「同じ条件で行えば常に再現性があること」を最低必要とする。これらの条件を満たす方法としては電気分解による水への機能性付加がもっとも有力であり、実際に誰でもあつかうことができるという普遍性もあり、機能水の代名詞にもなっている。

電解機能水は水溶液の電気分解を用いた応用技術によりできた水であり、古くて新しい水でもある。一般に電気分解は一対の電極と隔膜より構成される電解槽という装置により行われるが、無隔膜によっても可能である。純水を電気分解することは困難であり、一般的には電解助剤を使用しないと水は容易に電解できない。この電解助剤は電解質であれば通電可能であるのではあるが、実用的には塩化ナトリウム水溶液を用いる場合が多い。水道水にはもともと飲用可能な電解質が含有していることから直接水道水を電解水の原水として使用することができ、家庭用の電解装置は水道水をそのまま使用できるようになっている。電解水であるから膜を介して陽極と陰極でそれぞれ水が酸化と還元反応により以下の反応式のように溶存酸素と溶存水素が生成される。

$$2H_2O \leftrightarrows 4H^+ + 4e^- + O_2 \text{（酸化反応）}$$
$$2H_2O + 2e^- \leftrightarrows 2OH^- + H_2 \text{（還元反応）}$$

従って陽極側では酸性を示すH^+（プロトン）と陰極側では塩基性を示すOH^-（水酸基）が生成する。さらに電解助剤として食塩（NaCl）を使用すると陽極側では以下の反応式にように次亜塩素酸が生成する。

$$2Cl^- \leftrightarrows Cl_2$$
$$Cl_2 + H_2O \leftrightarrows HOCl + HCl \leftrightarrows HCl + H+ + OCl^-$$
$$2HOCl + 2H^+ + 2e^- \leftrightarrows Cl_2 + 2H_2O \quad pK = 3.3$$
$$HOCl \leftrightarrows OCl^- + H^+ \qquad\qquad\qquad pK = 7.3$$

これらの化学式は次亜塩素酸と塩素ガスと次亜塩素酸イオンがpHによってそれぞれの化学平衡が成り立っていることを意味する。

生体内では次亜塩素酸が免疫系の中で生成される。白血球の中に好中球という顆粒球があり、バクテリアやウィルスから自身を護るため、生体内の物質を使ってこれらの外敵から護ろうとする。例えば過酸化水素（H_2O_2）と塩素イオン（Cl^-）から好中球にあるミエロパーオキダーゼ（MPO）という酸化酵素によって次亜塩素酸（HOCl）を生成し、バクテリアやウイルスを死滅させる。まさに食塩と水によって生成される陽極側電解生成水と同じものである。この電解生成水は比較人体にはやさしくほとんどの菌やウィルスを死滅させることができるのでとても

良い菌制御液と言える。

　陽極電解生成水は殺菌水生成装置として1997年に厚生省（現厚生労働省）によって認可されている。まさに塩と水を用いて微弱な電気エネルギーにより生成される機能水が機能を持った水として現在種々の分野で利用されている。この陽極電解生成水はさらに応用分野を広めて行くことであろう。

　電気分解により生成される電解水は陽極側と陰極側の2種類の電解水があり、陰極側で生成される電解水もまた幾つかの機能を有している。陰極電解生成水は水道水を原水として飲用に用いられており、現在多くの人が利用している。水道水中の電解質を利用して通電させアルカリ性の電解生成水を生成し、アルカリイオン水生成器として広く知られている。昭和54年に厚生労働省により水道蛇口に直結できる連続式電解水生成器としての医療用物質生成器として承認され今日に至っている。電解機能水は飲用のみならず種々の分野で利用され、機能水としての役割を果たしている。またこの機能水が広く我々の生活の中に行き渡り多くの恩恵を与えていることも事実である。今後さらにより高度な機能水が利用できるようになることを期待する。

【参考文献】

1) 中村運：生命進化40億年の風景, 121-139, 化学同人, 1994.
2) 荒川泓：4℃の謎, 199-234, 北海道大学図書刊行会, 1991.
3) 上平恒, 逢坂昭：生体系の水, 1-27, 講談社, 1989.
4) 斎藤一夫：元素の話, 1-30, 培風館, 1994.
5) 上平恒：生命から見た水, 70-94, 共立出版, 1994.
6) J・B フィネアン他：生体膜と細胞活動, 111-131, 培風館, 1991.
7) 吉川敏一：フリーラジカルの医学, 1-33, 診断と治療者, 1997.
8) 近藤元治編　：フリーラジカル, 2-20, メジカルビュー社, 1993.
9) 大瀧仁志：溶液化学, 1-20, 裳華房, 1990.
10) 花岡孝吉：新しい水の力の発見, 22-240, イーストプレス, 2009.

POIC ウォーターの基礎知識

七谷　康男
株式会社エピオス

1. タンパク分解型除菌水

　この水の特徴は、今までの除菌水では出来なかった、タンパク分解洗浄をしながら除菌を同時に行うことができる点にあります。つまり、タンパク分解の際の酸性物質により、それ自身が次亜塩素酸イオンから次亜塩素酸に形を変え、結果として強力な除菌水に変化していくところに大きな特徴があります。生成直後は、タンパク分解洗浄の主役である次亜塩素酸イオン（OCL⁻）が約480ppm、消毒の主役である次亜塩素酸（HCLO）が約20ppmに設定されており、食品添加物の規定である次亜塩素酸の上限80ppmよりもはるかに低い濃度で、安心して外用にてご利用できます。また、口に含んで約10秒間でpH9.0から7.0に急降下し、20秒間でpHが6.5になります。その時点でHCLOが20ppmから80ppmに上昇し、OCL⁻は洗浄に消費され、ほとんど「0」ppmになります。いかなる消毒滅菌行程においてもアルカリ洗浄後に酸性消毒薬を用い滅菌するという、当たり前の工程を同時にできる機能を持った画期的なタンパク分解型除菌水が誕生致しました。

2. 次亜塩素酸（HCLO）は、人体に元来備わっている除菌成分です

1) 次亜塩素酸は白血球の持つ除菌能力の本質です

・人間の体内で白血球（好中球）が細菌を殺す過程において、主に作用しているのは「次亜塩素酸」（HCLO）と言われています。
・次亜塩素酸を用いた除菌方法は、その除菌力と安全性に着目した点にあります。
・口腔内約20秒で治療する場所を除菌できます。

表1　主な使用目的

最大のマーケット	「歯周病」への的確な対応。無菌的術野の確保
ユニット内細菌汚染対策	医療訴訟を防ぎ、治療効果を上げる
HIV・HCV 等への対策	院内感染を防ぎ、患者・スタッフを守る
環境に対する配慮	グルタール系消毒薬の使用削減
抗生剤の適正使用	耐性菌による弊害を防ぐ

2) 安心してご利用いただけます

　タンパク分解型除菌水は、タンパク分解洗浄の主役である次亜塩素酸イオン（OCL⁻）が約480ppm、消毒の主役である次亜塩素酸（HCLO）が約20ppmに設定されており、食品添加物の規定にある次亜塩素酸の上限濃度よりもはるかに低い濃度設定なので、安心してご利用いただけます。

3) 環境にも優しい機能水です

　タンパク分解型除菌水は、pHが下がるとHCLOの濃度が上昇します。
　一方、次亜塩素酸イオン（OCL⁻）は、タンパク質の影響を受けるとほとんど「0」になり、環境にも優しい機能水です。

4) 歯周ポケット、根管内の洗浄・除菌に機能を特化した機能水

　この水は、歯周ポケット、根管内の洗浄・除菌に機能を特化した機能水です。次亜塩素酸イオン（OCL⁻）が歯周ポケット・根管内のタンパク質やバイオフィルムを溶解・破壊した後に、次亜塩素酸

基礎知識編

(HCLO) が除菌をするため、効率よく除菌することが可能です。

また、このような効率の良い消毒滅菌作用により、食品添加物の規定である次亜塩素酸 (HCLO) 濃度 (80ppm 以下) に抑えることができ、安心して口腔内にご使用いただけます。

表2　生成直後の残留塩素濃度

次亜塩素酸 (HCLO)	約 20ppm
次亜塩素酸イオン (CLO⁻)	約 480ppm
水素イオン濃度 (pH 値)	約 9.0

5) その他の用途

・虫歯、歯周病口臭予防に…

・お部屋の空間消臭に…

・感染症の予防に…

　口臭除去・予防、虫歯・歯周病予防、皮膚消毒・除菌、感染症・皮膚病予防、ノロウィルス対策、お部屋の空間消臭、タバコの消臭、水虫予防、介護ケア、台所用品の除菌、生ゴミの消臭、体臭予防、トイレの除菌・消臭、洗濯槽の除菌・消臭　など

3. タンパク分解型除菌水 Q&A

Q1. タンパク分解型除菌水を生成するために何が必要ですか？

A1. 専用の生成器と専用原液、精製水または純水が必要になります。

Q2. 専用生成器の電解槽の寿命は何時間ですか？

A2. 3,000 時間以上持ちます。専用生成器にて 1 日 1 回 4L 生成した場合、1 回の生成時間が 1.5 時間ですので 2,000 回生成でき、8,000L のタンパク分解型除菌水が生成されます。

Q3. 専用原液が必要と聞きましたが値段はいくらでどれだけの量がとれますか？

A3. おおよそ 4L で 16,000 円。1 回に使用する原液は 250cc ですので、16 回分に相当し、4L×16 回で 64L のタンパク分解型除菌水が生成できます。

Q4. 専用原液の他に何が必要ですか？

A4. 精製水か純水が必要になります。大量の除菌水が必要な場合、純水生成装置 (ポアサイ

ズ 1/100 万mm以下) 等も販売されています。

Q5. 人体に対する安全性について教えてください

A5. タンパク分解型除菌水は、純水と塩 (塩化ナトリウム・局方品) を用いて生成されるため、人体にはほとんど害を与えません。又、次亜塩素酸 (HCLO) は人体由来の免疫成分であり、とても安全性が高いことで知られておりますが、食品添加物の規定により上限が 80ppm と決められております。このタンパク分解型除菌水は 20ppm とその基準にも合致しており、また食品分析センターにおける安全性試験においてもその安全性は認められております[2]。

Q6. うがいの途中に感じるプールのような臭いは何ですか？

A6. 口腔内のタンパク汚れが分解するときの気体臭で、「クロラミン」と呼ばれています。汚れが多いほど臭いを強く感じますが、きれいになると薄れてきます。刺激が強いと感じたら、使用する分だけポットのお湯で半分くらいに薄めてご利用下さい。

Q7. 歯に着色等の変化がありますか？

A7. 歯を磨いた後、歯の表面に最初に着く物質は、唾液中の有機物ペリクルです。口腔内にタンパク分解型除菌水が残留していると、ペリクル成分の鉄等と反応し、着色することが考えられます。これは、ブラッシング後にお茶やコーヒーなどを飲料した時も同様です。よって、タンパク分解型除菌水によるブラッシングのあとは、よく水道水にて口腔内をゆすいでください。神経質に嗽をしている人は、口腔内がアルカリ性に傾きやすく、ステインが付きやすい状態になります。ステイン沈着には個人差があります。また、歯の表面の汚れがほとんど除去されているので、オーラループ 4⁺ 等の歯磨きジェルで歯面をコーティングし、歯肉の血行を良くすることをお勧めします。また、pH9.0 ～ 6.5 のタンパク分解型除菌水では、pH6.2 以下で起こる歯面の脱灰が起こる心配はありません。

Q8. 殺菌効果について教えてください

A8. pH6.5、HCLO が 10ppm ～ 20ppm での

殺菌力データを参照願います[3]。

Q9. 次亜塩素酸ナトリウムとどこが違うのですか？

A9. そもそも生成方法が大きく違います。次亜塩素酸ナトリウムは苛性ソーダー（NaOH）に塩素ガス（CL2）を封入し、その化学変化によって生成されます。その際、すぐに塩素ガスが抜け出し、不安定になるため、数パーセントの苛性ソーダー（NaOH）が残されます。よって常に、NaOCL、CL2、NaOHが化学反応をしながら安定性を保っています。しかしpHが強アルカリであるため、口腔内粘膜に使用することは困難です。タンパク分解型除菌水は純水と食塩のみで電気分解をゆっくり行いながら生成されます。強制的に塩素ガスなどを封入するなど危険なことを行っていません。

Q10. 殺ウィルス効果について教えてください

A10. A,B,C型肝炎、パルボウィルス、ノロウィルスの殺ウィルスデータ参照願います[4]。

Q11. 薬品混合（次亜塩素酸ナトリウム＋希塩酸）で生成された水とどこが違うのですか？

A11. 薬品混合によって生成される高濃度電解次亜水は、Q.9のとおり、次亜塩素酸ナトリウム自体に他の薬品が入っているため、とても口腔粘膜において使用できるものでなく、さらに、市販されているものの中でpHが6と大変低い製品もあり、このこと自体、食品添加物の規定に反しています。何故なら、HCLOが500ppmと飽和状態にあるからです。さらに、タンパク分解能力がほとんどないことも問題です。

Q12. 高濃度電解次亜塩素酸水「P.P水」とどこが違うのですか？

A12. P.P水はpH7.5、HCLO230ppm、OCL⁻270ppmの電解次亜塩素酸水です。HCLOを多く含むため、除菌力に優れた水と言えますがpH8より下まわっているため、口腔内ではタンパク汚れが分解洗浄されず、脂肪酸に変わってしまい、汚れの下を除菌出来ないケースが予想されます。患者の口腔内から細菌を採取し、位相差顕微鏡にて細菌を死滅させる映像を見せ、患者の意識

を高めることには有効と思われますが、それは細菌を生理食塩水等で薄めた状態によるもので、口腔内とはまったく条件が異なります。

Q13. 二酸化塩素水との違いを教えてください

A13. 二酸化塩素は次亜塩素酸と比較して更に消毒力に優れた物質として注目されております。二酸化塩素はアルカリ下でその力を発揮し、次亜塩素酸は弱酸性領域でその力を発揮いたしますが、弱酸性領域ではほぼ同等の殺菌力であると証明されております[5]。

しかし、二酸化塩素はその毒性の強さから1ppm以上での使用は危険とされており、医療に利用することは困難と思われます。プールなどの一般水質管理の材料として利用した方が望ましいと思われます。又、タンパク分解力はほとんどありません。

Q14. オゾン水との違いを教えてください

A14. オゾンの利用方法は空気殺菌と水処理の2種類あります。まず、空気殺菌は法律上0.1ppm以下にて使用することが義務付けられており、センサー連動型の製品を利用することが必要です。また、オゾンの発がん性に関する報告も多く、なるべく控えたほうが望ましいと思われます。水処理に関しては、その半減期の短さから連続的に大量に利用する場合に有効と思われます。歯科治療のようにあまり水を使用しない場合、水中の溶存酸素が上昇し、好気性微生物の増殖が懸念されます。又、タンパク分解力はほとんどありません[5]。

Q15. 強化型除菌水の生成方法を教えてください また、その活用方法を教えてください

A15. タンパク分解型除菌水に炭酸水（ウイルキンソンetc）を入れる（割合10：3）。これにより、pHが9.0から6.5まで急降下し、HCLOが97％の除菌水に生まれ変わります。活用方法としては、器具洗浄はもちろんのこと、義歯洗浄、根管洗浄など様々です。但し、半減期が短いために少量にて作成し、なるべく早く使い切って下さい[6]。

Q16. 位相差顕微鏡を用い患者の目の前にて細菌

基礎知識編

を死滅させたいのですがどのようにしたら
よいでしょうか？

A16. 患者口腔内からマイクロブラシを用いて細
菌を採取したあと、強化型除菌水残留塩素
500ppm pH6.5 を新しいマイクロブラシ
にたっぷり染み込ませ、細菌プラークとよ
く混ぜ合わせてから、プレパラートに満遍
なく行き渡るように、しっかり抑え、エアー
を抜いて位相差顕微鏡にて観察してくださ
い。

Q17. 器具消毒に応用する場合、どのようにした
ら最も有効ですか？

A17. 消毒前に器具に付着した有機物・タンパク
質などの汚れを分解洗浄することが大前提
です。このことは米国のCDCの消毒マニュ
アルに明記されています。
　　《通常の器具消毒》タンパク分解型除菌
水（20ppm ～ 50ppm）で５分間浸漬。L-
アスコルビン酸（ビタミンC）で軽く中和
洗浄後、滅菌器（オートクレーブ）で消毒
します。その後、アルコールにて５分浸漬
後、食器乾燥器にて器具を乾燥させると更
に効果的です。
　　《B型・C型・HIV・肝炎患者》強化型
除菌水（Q15）で器具消毒してください。1
分間浸漬させ、その後、通常の器具消毒を
行って下さい。

Q18. 器具消毒に使用されているグルタール製剤
とはどのようなものですか？

A18. グルタール製剤は劇薬として知られていま
すが、その発がん性の高い薬品を日本では
中和洗浄無しに放流している事実がありま
す。アメリカではほとんどの州において使
用が禁じられていることから見てもその使
用には問題が多く、スタッフの為には無論、
環境保護の点から、なるべく使用しないほ
うが望ましいと思われます。

Q19. 超音波スケーラー等の治療の際の注意点を
教えてください

A19. 超音波スケーラーとタンパク分解型除菌水
は大変相性が良く、その超音波振動エネル
ギーが洗浄力と除菌力を増幅させ、死滅し
た細菌（エンドトキシン）等を洗い流すな

ど効果的な合わせ技です。使用方法は、ま
ず治療に入る前に、タンパク分解型除菌水
500ppm 60℃で20秒間洗口して頂き、な
るべく、60℃の温水にしたタンパク分解
型除菌水を外付けの容器から送水し、末端
で40℃になるようにセットするとより効
果的です。その際のローラーポンプからの
送水量は毎分25mlから30mlに調整し、
イリゲーションやスケーリング治療に使用
してください[7]。

Q20. 高周波治療器を使用する場合の注意点を教
えてください

A20. 高周波治療器も超音波治療器と同様、治療
前の嗽と温水使用がポイントになります。

Q21. レーザー治療と併用する場合、どの機種が
望ましいですか？

A21. レーザー治療もその前後に使用してくださ
い。弊社推薦のレーザー治療システムは
Nd;YAG レーザー酸化チタンウォータシス
テムです。これは、鈍麻、歯質強化等がで
きる世界でも唯一のレーザーシステムであ
り、無麻酔にて外科処置を可能にします。

Q22. ホームケア用に患者に指導する場合、どの
ように指導したらよいでしょうか？

A22. 口腔内の病気は細菌感染症であることを
しっかり説明し、次回来院まで、本日治療
した状態を維持してもらうよう指導して下
さい。その方法として、一日に1～3回、
まずキャップ一杯を口に含み、20秒間嗽
をした後、なるべくそのまま口に含みブ
ラッシング、水道水にてよく嗽するよう指
導して下さい。さらに、オーラループ4+
の様な歯磨きジェルにて仕上げるとより
効果的です。

Q23. 口臭除去に効きますか？

A23. 専用の生成器と専用原液、精製水または純
水とても良く効きます[8]。タンパク分解型
除菌水500ppmをお湯で1～5倍希釈に
て嗽をおすすめ下さい。

Q24. 患者様の衣服についた時どうすれば良いで
すか？

A24. 稀に脱色することがあります。水で濡らし
たタオルで拭いて薄め、乾いたタオルで拭

き取るようにして下さい。

Q25. インフルエンザ対策に使用したいのですがどのようにしたらよいですか？

A25. インフルエンザ対策専用に用いる場合、強化型除菌水 50ppm を使用した指定の噴霧器にて空気殺菌してください。インフルエンザ対策と部屋の消臭も同時に行いたい場合はタンパク分解型除菌水 pH9.0 残留塩素濃度を 200ppm にて噴霧してください[8]。

Q26. 歯科ユニットに除菌水を通水させることができますか？

A26. できます。ただし、いかなる場合も歯科ユニットのチューブを耐薬品性を有する材質に変更する必要があります。又、時として電磁弁の交換も必要です。pH6.5 の除菌水であれば残留塩素濃度 20ppm を目安に、pH9.0 タンパク分解型の場合は残留塩素濃度 500ppm を目安に使用可能です。タンパク分解型の場合、治療後 500ppm のアルコルビン酸による中和（0.5g/1,000cc）が望ましいと思われます。

Q27. B型・C型・HIV 感染者に歯科治療する場合、どのようにしたら感染を未然に防ぐことができますか？

A27. 治療前にタンパク分解型除菌水で嗽をして頂き（20ml、20 秒、2 回）エピオス社製の連続除菌システムで治療を行い、治療後は、強化型除菌水 50ppm にて環境清掃をした後、Q17 の器具消毒を行ってください。

Q28. 除菌水の保管方法を教えてください

A28. 指定の容器にて冷蔵庫に保管した場合、開封しなければ 2～3ヵ月は持ちます。開封後は 1ヵ月で使い切るようにして下さい。また、使用時は予め常温にもどし治療時はなるべく 60℃に温めたものを使用して下さい。

Q29. 口腔内の細菌をすべて殺菌してもよいのでしょうか？

A29. 口臭がある場合、口腔内の細菌バランスが崩れ、嫌気性菌が多く存在し、硫化水素系のガスを出していることが多く、健康な状態と思われません。よって、口臭があるときは、嫌気性菌が存在できないような環境作り（治療とメンテナンス）を行い、常にリセットさせることが肝要と思われます。

Q30. エピオス社の Epios Care と POIC ウォーターの違いを教えてください

A30. Epios Care は厚労省に販売許可を得た口腔洗浄液（化粧品）ですので、一般に販売が可能です。POIC ウォーターは医院での生成となるため、必ず同意書を取り、「ホームケア」として処方箋を出し患者様に説明しなければなりません。

表3　タンパク分解型除菌水を用いた洗口による変化
（pH9.05、残留塩素 528ppm、20ml、20 秒間、18.0℃）

		30 秒後		1 分後		2 分後	
		pH	残留塩素(ppm)	pH	残留塩素(ppm)	pH	残留塩素(ppm)
A	1 回目	6.63	100	6.58	100	6.47	90
	2 回目	7.86	200	7.82	185	7.66	180
B	1 回目	6.84	100	6.76	100	6.52	90
	2 回目	8.45	200	8.51	200	8.48	200
C	1 回目	6.70	120	6.61	110	6.56	100
	2 回目	8.74	200	8.81	200	8.66	200

※20 秒間のうがいの後、pH 電極が安定するまでの 10 秒間経過した後、測定を行った。
※残留塩素はうがい水が白濁している為、10 倍に薄めてよう化カリウムでんぷん紙にて測定。

洗口時間：20 秒

HOCl (20ppm)	→	Na_2CO_3
OCL^- (480ppm)		HCL
Na^+		H_2O
H_2O		NH_2CL
NH_3		$NHCL_2$
pH (9.0)		HOCL (71ppm)
		OCL^- (29ppm)
		pH (7.0)

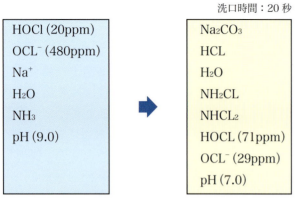

図 1　タンパク分解型除菌水により洗口した時の化学反応 I

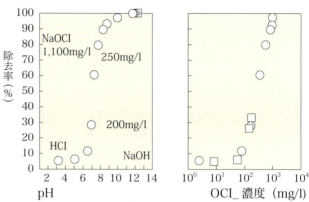

図 4　BSA の除去率に及ぼす（A）次亜塩素酸ナトリウム濃度と pH、及び（B）次亜塩素酸イオンの濃度の関係

pH	9.0	→	7.0
Temperature	18℃		36℃
HOCL	20ppm		71ppm
OCL^-	480ppm		29ppm

図 2　タンパク分解型除菌水により洗口した時の化学反応 II

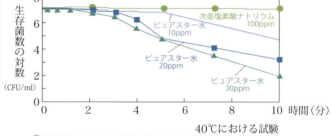

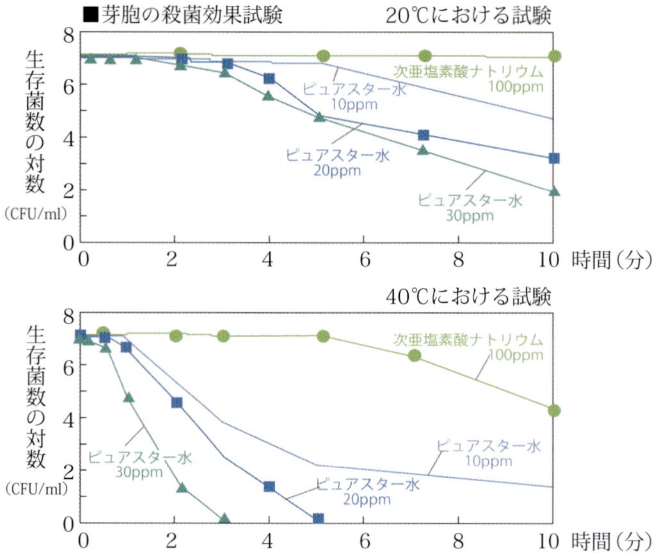

図 5　微酸性電解水「ピュアスター水」の殺菌効果
B.SubtillisATCC6633

図 3　タンパクペプチド結合

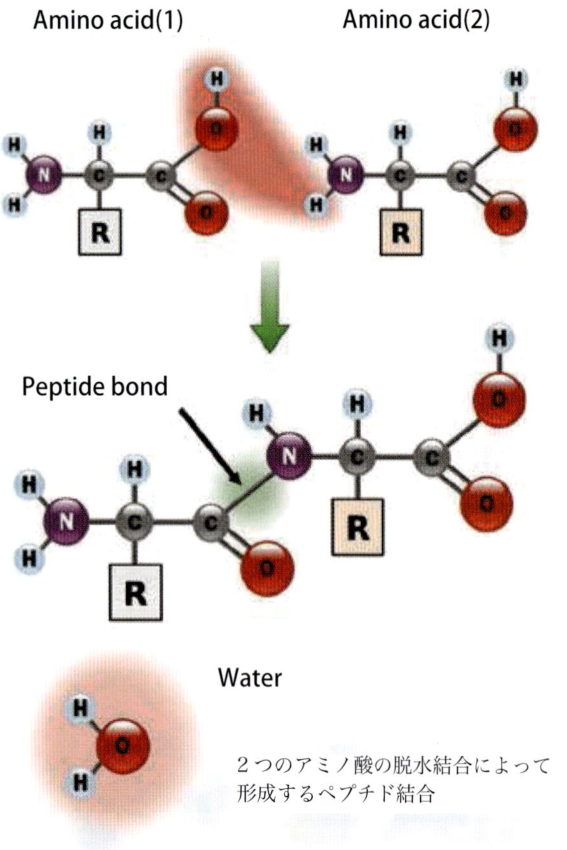

報告書 No.2328-16026
実施内容：抗ノロウィルス効果の検証　　処理時間：3 分
検 体 名：タンパク分解型除菌水　　検査方法：RT-PCR 法
処理濃度：残留塩素濃度 100ppm pH9.0　　受付日　：平成 20 年 1 月 9 日

検証項目	結　果
1. 対照区（ノロウィルス懸濁液）	陽性（＋）
2. 対照区（精製水添加処理）	陽性（＋）
3. 試験区（タンパク分解型除菌水）	陰性（－）
4. 試験区（タンパク分解型除菌水）	陰性（－）

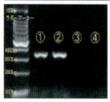

電気泳動写真
（ノロウィルス陽性の場合は　344bp の位置にバンドが出現）

試験区ではノロウィルス遺伝子が検出されなかった。
よって、本検証試験条件下において、検体（タンパク分解型除菌水）の抗ノロウィルス効果が確認された。

ビジョンバイオ株式会社　報告日：平成 20 年 1 月 28 日 [9)]

図 6　抗ノロウィルス検証試験結果報告書

表4 タンパク分解型除菌水 残留塩素濃度100ppmの犬パルボウィルスに対する不活化効果

試験番号:09-002

試験群	測定の繰返し	感作時間とウィルス含有量の推移		
		0分	1分	3分
対照群	1	5.25	5.50	6.00
	2	5.25	5.50	5.50
	3	5.50	5.25	5.00
	平均値	5.33	5.42	5.50
試験群	1	≦1.50♯	≦1.50	≦1.50
	2	≦1.50	≦1.50	≦1.50
	3	≦1.50	≦1.50	≦1.50
	平均値	≦1.50	≦1.50	≦1.50
	LRV	≧3.8	≧3.9	≧4.0

ウィルス含有量は常用対数変換した値で表した。
♯:今回の試験における検出限界以下であることを示す。

畜産生物科学安全研究所[10]

■アンモニアの試験結果　初期ガス濃度：約100ppm

(単位：ppm)

試料区分	経過時間(min)				
	10	30	60	120	180
検体	38	10	2	2	2
対照(水)	55	29	26	18	18
空試験	100	100	98	93	92

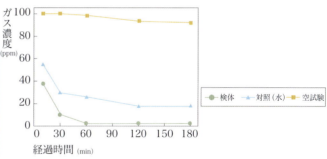

図7　脱臭効果試験タンパク分解型除菌水　(残留塩素濃度200ppm pH9.0)　第508030155-001号

財団法人 日本食品分析センター[11]

■トリメチルアミンの試験結果　初期ガス濃度：約70ppm

(単位：ppm)

試料区分	経過時間(min)				
	10	30	60	120	180
検体	38	22	13	7	3
対照(水)	62	52	45	41	38
空試験	70	70	70	70	70

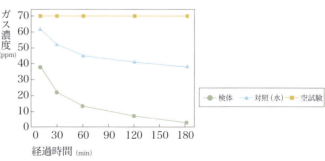

図8　脱臭効果試験タンパク分解型除菌水　(残留塩素濃度200ppm pH9.0)　第508030155-001号

財団法人 日本食品分析センター[12]

基礎知識編

■硫化水素の試験結果
　初期ガス濃度：約20ppm<1：検出限界（1ppm）未満
　　　　　　　　　　　　　　　（単位：ppm）

試料区分	経過時間（min）		
	10	30	60
検　体	8	2	<1
対照（水）	19	19	19
空試験	20	20	20

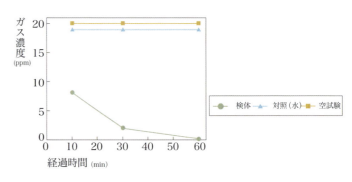

図9　抗ノロウィルス検証試験結果報告書
　　　　（残留塩素濃度 200ppm pH9.0）第 508030155-001 号　　　　　　　　　　　　　　　財団法人 日本食品分析センター[13]

■硫化水素の試験結果　　　　　　　　　　　（単位：ppm）

試料区分	経過時間（min）					
	0	10	20	30	60	90
検　体	500	250	200	180	100	40
空試験	500	500	500	480	480	480

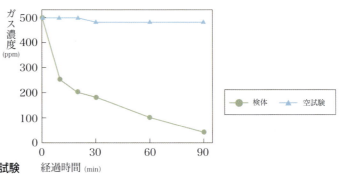

図10　タンパク分解型除菌水＋専用超音波噴霧器脱臭効果試験
　　　　（残留塩素濃度 100ppm pH9.0）第 508060570-001 号　　　　　　　　　　　　　　　財団法人 日本食品分析センター[14]

表5　タンパク分解後 pH6.5 HOCL 濃度による

Bactericidal examination of Electrolyzed Neutral Water

Species	RCC (ppm)	before	10 sec	15 sec	30 sec	60 sec	3 min	10 min	15 min
Staphylococcus aureus 209p jc-l	10	+	-	-	-				
Micrococcus flavus	10	+	-	-	-				
Micrococcus luteus ATCC 9341	10	+	-	-	-				
Bacillus subtilis ATCC 6633 (spore)	10	+	+	+	+	+	+	+	-
	20	+	+	+	+	+	-	-	
Clostridium perfringens	10	+	-	-	-				
Enterococcus faecalls CN-478	10	+	-	-	-				
Escherichia coli NIHJ JC-2	10	+	-	-	-				
Shigella sonnei	10	+	-	-	-				
Salmonella enteritidis	10	+	-	-	-				
Pseudomonas aeteritidis	10	+	-	-	-				
Pseudomonas fluorescens IFO 3459	10	+	-	-	-				
Enterobacter cloacae TL-14	10	+	-	-	-				
Citrobacter freundii TL-12	10	+	-	-	-				
Serratia marcescens OU-29	10	+	-	-	-				
Listeria monocytogenes ML-2	10	+	-	-	-				
Campyrobacter jejuni KK 1020	10	could not cultivate in liquid medium							
Achromobacter liquidum	10	+	-	-	-				
Yersinia enterocolitica IID-981	10	+	-	-	-				
Vibrio parahaemolyticus ATCC 17802	10	+	-	-	-				
Lactobacillus acidophillus IAM1403	10	+	-	-	-				
Lactobacillus brevis	10	+	-	-	-				
Leuconostoc mesenteroides	10	+	-	-	-				
Sacchromycess cerevisiae	10	+	-	-	-				
Candida albicans C-6	10	+	+	+	+				
	20	+	+	+	-				
Hansenula anomala	10	+	+	+	-				
	20	+	+	-	-				
Penicillium citrinum	10	+	+	+	+	+	-	-	
	20	+	+	+	+	-	-		

Virus inactivation examination of Electrolyzed Neutral Water

Species	envelope	before	30 sec	3 min	10 min	15 min
Dengue virus(RNA,)	(-)	+	-	-	-	-
Sendai virus(RNA)	(-)	+	-	-	-	-
Coxsackie virus(RNA)	(-)	+	-	-	-	-
Herpes Simplex virus(RNA)	(-)	+	-	-	-	-

神戸大学微生物学教室
大阪大学微生物病研究所細菌血清学部門
株式会社マルコ検査センター
日本食品分析センターより

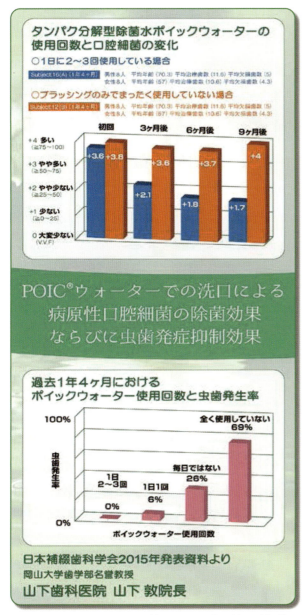

図 11　POIC ウォーターでの洗口による病原性口腔細菌の除菌効果ならびに虫歯発症抑制効果
　　　　　　　　　　　　　　　日本補綴歯科学会 2015 年発表資料より [15]

【引用・参考資料】

1) タンパク質汚れに対する次亜塩素酸イオンの洗浄力, 岡山県工業技術センター・技術情報, No.469

2) 雌ラットを用いた急性毒性試験, ウサギを用いた皮膚一次刺激性試験, ウサギを用いた眼刺激性試験, 以上第 106042871 日本食品分析センター

3) ㈱マルゴ検査センター：試験報告 第 95160-12-189 号
　 ㈱マルゴ検査センター：試験報告 第 96162-13-177 号
　 ㈱マルゴ検査センター：試験報告 第 95210-12-244 号

4) 神戸大学医学部微生物教室：試験報告書 平成 8 年 3 月 22 日
　・抗ノロウィルス効果検証試験：本物のノロウィルスを使用し、DNA レベルまでの死滅試験を実施。
　 PT-PCR 法による 100ppm　3 分での完全死滅が実証された。(ビジョンバイオ株式会社による)
　・タンパク分解型除菌水 100ppm の犬パルボウィルスに対する不活効果試験
　 財団法人 畜産生物化学安全研究所　試験番号 09-002

5) 水質衛生学 金子光美 編集 1999 年 6 月 5 日技報堂出版株式会社

6) Rudolph A.S,.Levine 1941

7) 森永乳業㈱「ピュアスター水」, B.SubtillisATCC6633, 細菌芽胞のピュアスター水殺菌効果試験

8) 硫化水素 (500ppm) 無効化試験
　 硫化水素濃度 500ppm (致命的中毒症状発生レベル) の空間内にタンパク分解型除菌水を噴霧。
　 10 分後に半減、90 分後に 40ppm まで減少することができます。
　 財団法人日本食品分析センター 第 508030155-001 号
　・脱臭効果試験：アンモニア 100ppm/ 硫化水素 / トリメチルアミン 70ppm での脱臭試験により、脱臭効果が認められました。
　 財団法人日本食品分析センター 第 50806570-001 号

9) ビジョンバイオ株式会社
　 報告日　平成 20 年 1 月 28 日, 報告書 No.2328-16026

10) 畜産生物科学安全研究所（試験番号 :09-002）

11) 財団法人 日本食品分析センター

12) 財団法人 日本食品分析センター

13) 財団法人 日本食品分析センター

14) 財団法人 日本食品分析センター

15) 日本補綴歯科学会 2015 年発表資料より 山下歯科医院 山下敦院長

レーザーの基礎

今野　明
株式会社アルテック

はじめに

　レーザーとはさまざまな特徴を持った人工的に作り出された光であり、現在においては医療用・工業用・軍事用・民間用などの多くの製品に利用されています。レーザー(LASER)とは「放射の誘導放出による光の増幅」という英文「Light Amplification by Stimulated Emission of Radiation」の頭文字をとって作られた造語です。この現象中の誘導放出理論を最初に予測したのは相対性理論で有名なアルベルト(アルバート)・アインシュタイン博士です。

　実際のレーザー発振に成功したのは当時アメリカのベル研究所に在籍していたメイマン氏でした。これは1960年のことであり、瞬間的なレーザー発振でした。その後さまざまな工夫がなされ実用的なレーザー装置が生み出されることとなります。

1．原　理

　レーザーには発振媒体やその構造により個体レーザー、気体レーザー、エキシマーレーザー、液体レーザー、半導体レーザー、自由電子レーザー、ファイバーレーザーなど多くの名称があり、更に細かく言えばそれぞれのレーザーでは発振手法が微妙に異なります。基本は発振媒体となる原子のエネルギー準位を高め(励起：Pumping)、この励起された原子を一定数以上作り出し(励起された原子が励起前の原子よりも多い状態、これを反転分布と呼ぶ)誘導放出を利用して光を増幅させるということです。また発振媒体により原子のエネルギー準位に違いがあり、3準位レーザー(代表的なものはルビーレーザー)や4準位レーザー(代表的なものはNd:YAGレーザー)と呼ばれます。図1は3準位レーザーと4準位レーザーのエネルギー準位の違いを示して

います。3準位系では励起された原子が準安定状態となり、この数が基底状態の原子数よりも多い状態(反転分布)で誘導放出が発生しレーザーが発振されます。しかしこの状態を維持するためには強力な励起エネルギーが必要となり、連続発振を困難なものとしています。これに対して4準位系では励起された原子が準安定状態となった後、下位にもうひとつ存在する準安定状態との間に生じる反転分布を利用してレーザー発振を行うため連続発振が容易となります。これは下位の準安定状態にある原子が比較的速やかに基底状態へ遷移することにより反転分布が維持されやすいことによります。

2．構　造

　古典的な個体レーザー発振装置には発振媒体、励起光源、部分反射鏡、全反射鏡が使用されています。世界で初めて人工ルビー(酸化アルミニウムにクロムCrが含まれたもの)を使ったレーザー発振に成功したメイマン氏の装置では棒状の人工ルビーの周囲にキセノンフラッシュランプをらせん状に巻きつけていましたが、現在では励起光源が作り出す光を効率良く利用するためにキャビティと呼ぶ箱のようなものの中に組み付けるようになりました(図2)。また炭酸ガス(CO_2)レーザーなどの気体レーザー装置では電子(放電)によって発振媒体を励起しています。

　一般的なレーザー発振装置の中で特に重要な構造は発振媒体の前後に設置される部分反射鏡と全反射鏡です(図3)。この部分の構造は共振器と呼ばれ、これら2枚の鏡の平面度と平行性に狂いが生じるとレーザー出力の低下を招きます。工業用レーザーなどは設置調整後に人の手で移動させることも無いのであまり気にすることもありませんが、医療用レー

基礎知識編

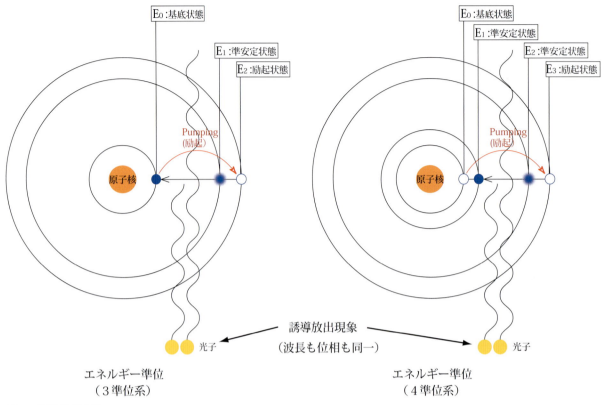

図1 誘導放出の違い

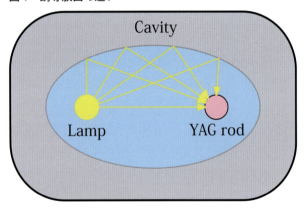

図2 キャビティの構造

　通常キャビティの内部には励起光源（Lamp）と発振媒体（YAG rod）が楕円のそれぞれの焦点に配置され、冷却水が周りを流れている。
　内壁は金メッキであったりセラミックであったりし光源からの光を効率良く反射する。反射した光は楕円の二重焦点の性質によりもう一方の焦点へと進むことになる。

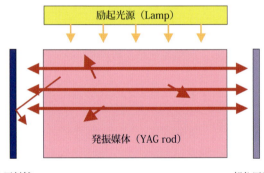

図3 共振器の構造

　放射は多方向に発生するが共振器によって2枚の鏡の間を往復する成分のみが増幅され、一方の鏡（部分反射鏡）からレーザーとして取り出される。この構造上の性質によってレーザーは平行直進性を持つ。
　増幅されなかった成分は主に熱となり外部へ排出されることになる。レーザーは与えたエネルギーに対して取り出されるエネルギーが非常に少ない理由の一つでもある。

ザーは移動させることが多いため注意が必要です。また発振媒体の前後を鏡として共振器としての機能を持たせたものもあります。このような構造では移動による振動などで共振器の平行性が狂うことはありませんが、共振器の外部で反射鏡を使用していたりするのでやはり注意が必要なことに変わりありま

せん。また誘導放出による光の増幅を実現するためにこの共振器構造が必要なのですが、半導体レーザーなどはこの共振器構造を持っていません。そのため半導体レーザーから発振される光はいわゆる平行直進性を持っていません。レーザーポインターがある程度直進する光となっているのは、波長が一定であ

46

れば屈折角も同一なためレンズ（プリズム）を利用すれば限りなく平行な光とすることが可能だからです。

3. レーザー光の特徴

1) 平行直進性

電球、蛍光灯、ロウソクの炎などからの光は光源から離れるに従い拡がって進みます。つまり距離が離れるほど同じ面積に当たる光（エネルギー密度）は弱くなります。これに対してレーザー光は共振器の構造上、反射鏡の間を平行に往復する成分のみが外部へ取り出されるので同一方向への指向性を持った光です。光源から離れていってもその光は拡がらずに直進し、どこまで進んでも同じ面積に当たる光（エネルギー密度）は弱くなりません。

2) 単一波長（単色性）

自然界の光は様々な波長（色）を含んでいます。雨上がりに虹が見えるのは太陽光に含まれる様々な波長（色）が空中の水滴で屈折を起こすこと（分光）によるものです。レーザー装置から発振される光（可視光・不可視光）は発振媒体となる原子によって、その波長が決定されます（図4）。

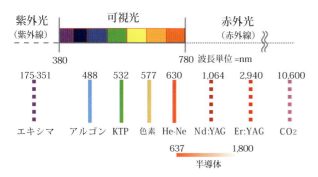

図4　レーザーの発振波長

3) 可干渉性

光は粒子と波という2つの性質を持っています。ここで波の性質に目を向けるとレーザーは波長が一つという他に、波の山と谷が揃っているということがあります。このように山と谷が揃っている光を合成すると大きなエネルギーが得られます。

4) レーザーの伝送方式

レーザーを利用する場所まで光を導く代表的な手法は、光ファイバーを利用する方法と機械式（反射鏡式）によるものがあります。光ファイバーを利用してレーザー光を導く時は、集光レンズを用いてファイバーの細さまで光を絞ります。

レーザー光は屈折しながらファイバー内を通ることになり、先端から出て行く時には平行直進性を失い拡散されます（図5）。

これに対して反射鏡をそれぞれの関節内部へ組み込んだ機械式の伝送方法では、平行直進性は失われません。また最近では小型化した発振器から直接照射されたレーザー光を利用する装置もあります。

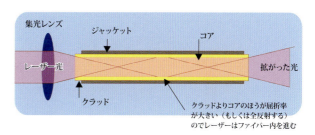

図5　ファイバー導光の仕組

5) レーザーの発振形式

レーザーには連続発振、パルス発振（JIS規格では0.25秒よりも短いものを指す）、Qスイッチ発振などの方式が存在し、レーザーの使用目的によって使い分けされています（図6、7）。

6) レーザー物理の単位

レーザーに関して説明されている中でよく目にする物理単位が幾つかあります。出力（W）、エネルギー（J）、エネルギー密度（J/c㎡）、繰り返し数（pps）もしくは周波数（Hz）、尖頭値またはピーク値（ｋｗ）、パルス幅（ms、、ps、fs）などです。特にパルスレーザーに関して理解を深めるためには、それぞれの言葉の意味と実際の現象を結びつけて考えることが必要です。

今まではミリ秒（ms）、マイクロ秒（μs）のパルスレーザーが医科・歯科で使用されてきましたが、2014年になってピコ秒（ps）レーザーが皮膚科領域において登場してきました。将来はフェムト秒（fs）レーザーも医科・歯科領域で実用化されるかも知れません。

7) レーザーと生体の相互作用

レーザーを生体へ照射した時には4つの現象が同時に起きています。それは反射（Reflection）、

基礎知識編

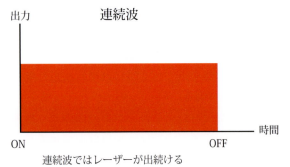

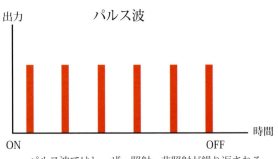

図6　連続波とパルス波

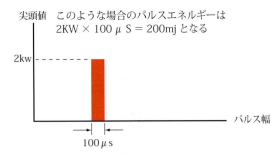

図7　パルス波のエネルギー

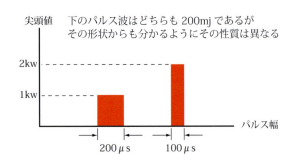

吸収 (Absoption)、散乱 (Scattering)、透過 (Transmission) です（図8）。生体に大きな作用を引き起こすのは、この内の「吸収」です。

　吸収されたエネルギーは主に熱に変換され生体組織を変性、凝固、蒸散させたりします。

　レーザーは単一の波長を持った光です。各波長によって吸収特性が大きく異なります。生体組織へそれぞれのレーザーを照射したときに、光のエネルギーがどの成分にどれくらい吸収され結果的にどのような熱作用を引き起こすのかを常に考えることが重要です。

　特に生体組織には水分が多く含まれるため、水に対する吸収特性を理解するべきです。Nd:YAGと半導体レーザー（承認機器）は水に対する吸収はほとんどありません。これに対してEr:YAGとCOレーザーは水に対しての吸収が大きいために、大部分のエネルギーは照射面で吸収され熱に変換されます。

8) レーザーの安全

　レーザーポインターから工業用の金属切断レーザーまでもちろん医療用レーザーも含め、その構造や運用などはIEC（国際電気標準会議）に準拠したJIS規格により安全基準が定められています。構造に関しては厚生労働省の承認を受けているレーザー機器であれば、この規格に準じたものとなっています。また規格ではレーザー機器を安全に運用するための基準も定められています。保護メガネの着用だけでは無く、使用前の点検やレーザー機器管理者の指定、使用者への教育、レーザー使用区域の標示また定期的な保守も定められています。レーザーを安全に使用するには、前述した基礎知識を理解し正しい使用方法を遵守することが必要です。また医療機器であるレーザー装置の使用は薬と同様に用法・用量に注意が必要です。絶対に安全な薬が無いように、

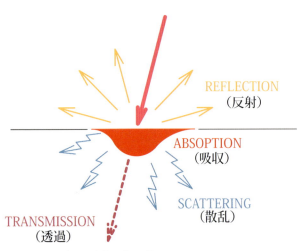

図8　レーザーと生体の相互作用

絶対に安全なレーザーというものも存在しません。それぞれのレーザーの特性を理解した上で臨床へ応用することが大事です。

おわりに

レーザーを医療用として使用する場合、さまざまな疑問が生じるはずです。このような時は取扱業者へ質問し、疑問点を解消するべきです。レーザーを使用する側だけでは無く、製造・販売する側にもレーザーを正しく理解することが要求されています。薬にはMRがいるようにレーザー装置にも正しい情報を伝える人間がいなくてはなりません。このよう

な情報を伝えることができなければ、高価なレーザー装置も宝の持ち腐れとなるでしょう。また臨床医からの疑問に答えることが、安全で使いやすくまた患者さんの為になるレーザー機器を開発していくことにつながると信じています。

【参考文献】

1) 沓名宗春：レーザーの科学 人工の光が生む可能性，NHK ブックス，1993.

2) 大野秀夫，杉原成良：要子ども歯科へのレーザー応用，砂書房，2007.

3) 一般社団法人日本レーザー歯学会：レーザー歯学の手引き，デンタルダイヤモンド社，2015.

知っておきたい病巣疾患

相田　能輝
（医）実相会　相田歯科・耳鼻科クリニック

病巣感染は、多くは感染症に起因する体の一部に慢性微少炎症が起こり、そこが原病巣になって他の部位で病域が発症することである。病巣感染の考え方は20世紀初頭、米国シカゴ大学医学部長のF・ビリングスの研究によって広く知られるようになった。

病巣感染は口腔内が一番生じやすいとし、60％が扁桃（扁桃病巣感染）、25％が歯（歯性病巣感染）であるとするビリングスの説は一時期欧米で強く支持され、入院患者が次々に抜歯されることになる。しかし、当時の免疫学は未成熟で、1940年代以降、抗生剤による治療が主流となると、アメリカ歯科学会は1951年に米国歯科学会誌「Journal of American Dental Association」で歯科疾患と全身疾患の関係を否定し、欧米における病巣感染説は姿を消した。

さらに今を遡るほぼ90年前のこと、医学的な論争の中で長く封印されることとなった口腔と全身の健康の関係を示す歴史的な発見があった。

米国の歯科医学研究者ウェストン・A．プライス（1870–1948）は、ウサギを使った実験によって、有病者から抜歯した感染した歯をウサギの皮下に移植すると、そのウサギに疾患が再現することを発見し1923年に発表する。プライスの研究は詳細を極め、各種病原菌における違いやさまざまな根管充填材による殺菌効果などの検証が行われる。その中で、神経や血管まで露出した歯牙が、当時はありふれた病気であった結核の病原菌が侵入する経路となり、リンパ系、頸部リンパ節を経て病原菌が体内に運ばれる可能性を指摘しているが、現在、歯の感染に起因する頸部リンパ節の腫脹が抜歯によって速やかに消失する事実は広く知られている。プライスは根管充填した歯が病巣となる疾患として、さらに循環器系の16に及ぶ疾患を紹介している。第一次世界大戦当時、心臓疾患は連鎖球菌感染が原因であり、症例の90％に連鎖球菌が関与していると考えられていた。感染心内膜炎の主たる原因菌は緑色連鎖球菌とされていたが、プライスは感染した歯から同じ菌群をすでに見出しており、抜歯によってほぼ完治に至った多くの症例を示していた。

プライスは歯の感染から生じる疾患を「退行性疾患」と呼んだ。この用語は現在、徐々に健康状態が低下して行くことと理解されている。退行性疾患は麻疹やおたふく風邪などと同じように、特定の細菌に偶然に接触したために発症し、その結果として心臓や腎臓、関節などが侵されるのだとされている。プライスの研究が継続して進められていたならば、象牙細管に侵入した細菌の殺菌法も見つける機会があったに違いない。今日までの歴史の中で退行性疾患によって多くの人が苦しみ、命を失っていたことは残念でならない。

宮城県仙台市の腎臓内科医、堀田修氏は30年にわたりIgA腎症の治療に取り組んできた。腎炎は原因不明のものが多いが、人体の免疫システムが関わっていることが少なくない。堀田氏は炎症を起こしている扁桃を摘出し、副腎皮質ホルモン剤を短期間大量に点滴する扁摘パルス療法を1988年に考案し、これまでに多くの患者が救われたが、この治療ではおよそ2割の患者の血尿が止まらない。

そこで堀田氏は扁桃以外に細菌やウイルスが侵入する感染経路に着目し、慢性上咽頭炎や歯性病巣疾患が腎炎の発症に大きく関わっていることに気づき、2008年、扁桃病巣疾患とあわせ3大病巣疾患と定義した。

福岡県福岡市の内科医、今井一彰氏はリウマチ、アレルギー疾患の治療を中心に、多くの患者を救ってきた。薬を飲み続けなければ良い状態を維持でき

ないことに疑問を感じた今井氏は、治療のあり方を模索する中でリウマチ患者に共通する口臭に気づく。その原因が扁桃病巣疾患および歯性病巣疾患に起因することが明らかになると、今井氏の治療は急速に効果を上げていく。15年以上リウマチに悩んでいた患者の失活歯の細菌感染を認め、歯科医院で処置すると2週間後にステロイドの投薬が不要になるなどの症例を重ねる中で、口呼吸や抜髄等の歯科治療による多くの弊害が明らかになる。口呼吸は口腔乾燥をもたらし、唾液の分泌不足からウイルスや細菌によって扁桃部の炎症を起こし、軽率な抜髄等による歯科治療は全身疾患の原病巣となる。

歯の病態を決して甘くみてはならないことは、プライスの治験や堀田氏、今井氏らの治療実績からみて明らかだ。

さまざまな疾患を抱えた患者が来院する現在、「本当に患者の健康にとって重要なことは何か」を思うとき、菌血症を示唆する歯科治療後3日間献血できない日本赤十字のガイドラインや、新聞報道にあったユニット汚染の問題は看過されざる問題である。歯科治療から全身に関わる歯原性疾患を作らない為にも「病巣疾患」を決して忘れないでいただきたい。

最後に堀田修氏により2008年定義された3大病巣疾患、すなわち扁桃病巣疾患、慢性上咽頭炎、歯性病巣疾患のうち、歯性病巣疾患に対する治療が有効であった1例について報告し、本稿をまとめるものとする。

● 54歳男性。1995年発症 IgA 腎症。2012年扁摘パルス実施。
・某耳鼻科にて※Bスポット治療を行い上咽頭

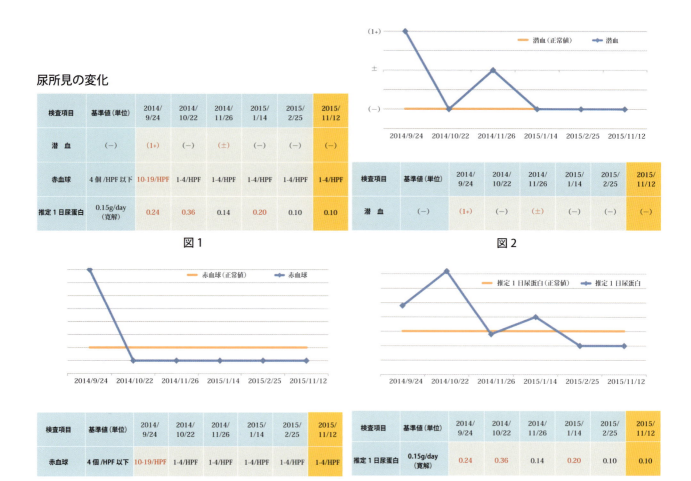

図1〜4　尿所見の変化

炎は消退するも、2014年9月現在軽度の血尿が残存している為、歯性病巣疾患治療を行った。

・来院時尿潜血(1＋)、赤血球10－19/HPF、推定1日尿蛋白0.24g/day
・高濃度次亜塩素酸水(POICウォーター)等を併用、ユニット給排水においては残留塩素濃度20ppmに設定し、基礎的な歯周治療、根管治療を行った。
・約6ヵ月後、表1〜4に示す通り尿所見は改善し、IgA腎症は寛解となった。

本症例で重要な事は、扁桃病巣疾患、慢性上咽頭炎については加療済みで歯性病巣疾患治療により尿所見が改善されたと推察される事である。

私自身、病巣疾患を意識した歯科治療を始めて4年になる。糖尿病患者の歯性病巣疾患治療による改善は多いが、IgA腎症の改善は本件が1例目である。たった1例、されど1例である。

歯科的介入により、全身疾患の改善例を1つでも多く積み重ねる事が自身の役割と理解している。

21世紀の歯科医療が予防に軸を置くのであれば、我々歯科医師は日本の未来の守り人としての矜持を持ち、日々治療にあたりたい。

※ 東京医科歯科大学初代耳鼻咽喉科教授、堀口申作氏(1908〜1997年)により考案された治療法。1％塩化亜鉛にて経鼻、経口より上咽頭を擦過する。

口腔内治療の中での
プラズマレーザーシステムの役割

深水　皓三
銀座深水歯科

　銀座深水歯科では患者様の口腔感染予防としてすべての機械に生体免疫由来の殺菌水が流れています。確かな技術と最新の設備での治療（Cure）と、口腔環境を整え白く輝く歯を保てる専属の衛生士がサポートするCare（予防）の両方を行い、口腔感染治療には「水」と「光」のプラズマレーザーシステムを応用し早期の快復を行っています。

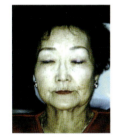
1994年（71歳）

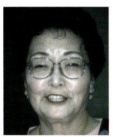
1995年（72歳）

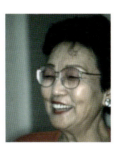
1996年（73歳）

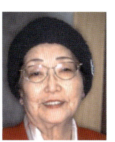
1997年（74歳）

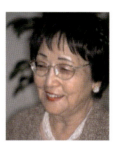
1998年（75歳）

図1　治療によるお顔の変遷

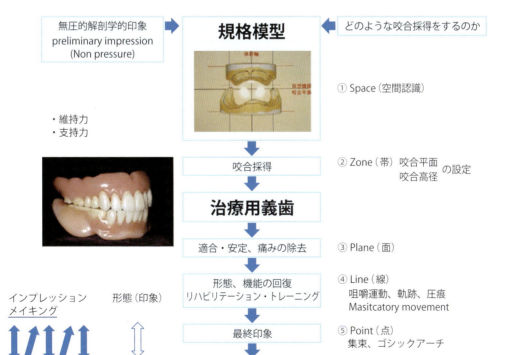

図2　治療システムの流れ

基礎知識編

1. 診査：十分に患者の言葉を聞き、あらゆることを正しく観察する

主訴：現義歯（旧義歯）の問題点から把握する

診査表の記入、患者の感じている問題点、どのような義歯を作りたいかを把握する。顔貌と口腔内との関連を正しく認知すること。

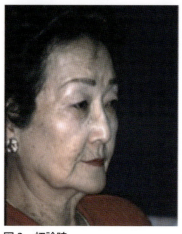

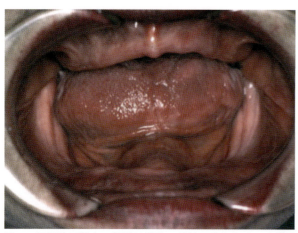

図3　初診時

図4　初診時口腔内。粘膜は義歯の維持不良のため、炎症性歯肉状態

治療用義歯とは

治療用義歯とは、これまでの総義歯補綴とは異なり、口腔周囲の形態や口腔機能の回復のためのリハビリ・トレーニングを目的とした義歯のことである。

この治療用義歯を用いた総義歯治療は、患者にも積極的に参加してもらい、口腔を通して全身を健康にし、さらに美しくするための治療法である。

3つのポイント

①上下顎・顎堤形態の診査とその仮想咬合平面の指標としての規格模型と診断用咬合床から作られる治療用義歯の形態。
②機能の回復とリハビリテーション。
③形態（印象採得）と機能（咬合採得）は連動（相関関係）していると考え、口腔内でトレーニングを行う。

2. 無圧的解剖学的印象

総義歯が機能するために必要な力

・維持力：総義歯が口腔内に留まる力
・支持力：嚼むときに義歯から粘膜に伝わる力

この相反する力を1回の印象採得で得ることは不可能である。

まずはじめに口腔内の細菌層のバランスを整えるためにタンパク分解型除菌水（POICウォーター）を用い口腔内洗浄を行う。その後維持力を獲得するための印象採得を行う。

診査模型用印象

ソフトプレートワックスとシリンジによる微圧アルジネート印象。
①印象の準備
トレー、ソフトプレートワックス、アルジネート印象材、自動練和器、スパチュラ、シリンジ、タイマー、冷水、計量機、使用する水はPOICウォーター
②ソフトプレートワックスを用いてトレーを患者の口腔内に安定させるように調整する
③印象材の練和
④患者に冷水で口をゆすいでもらう
⑤練り上がった印象材をスパチュラに取り歯科医師に渡す（シリンジへと填入）

⑥トレーに印象材を盛る
⑦シリンジを用いて口腔内歯肉頬移行部に印象材を注入し、終わったところで歯科医師にトレーを渡し口腔内へ
⑧タイマーを3分かける
⑨印象が変形しないように撤去する

3．規格模型

診　断

無歯顎用規格模型の製作　→　模型での診査

検査用模型（規格模型）、口腔内所見、印象の難易度、維持・支持の難易度予備判定により、治療用義歯での調整を必要とすることが推測できる。

口腔内臨床所見（口腔内臨床所見表）
　　図8、9、10に記入　→　模型への記入

臨床所見により症状と治療方法の指示およびカウンセリング。

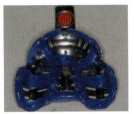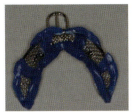

図5　ソフトプレートワックスを使い患者用の各個トレーを製作する

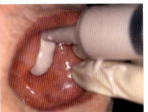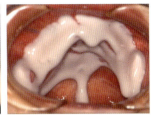

図6　混水比10～15％増のアルジネート印象材をシリンジを用い口腔内歯肉頬移行部に注入する

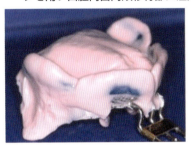

図7　無圧的印象
解剖学的指標を含んでいる。

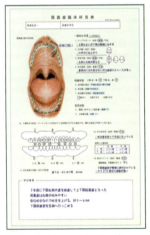 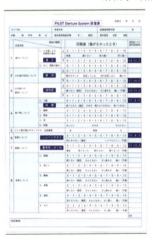 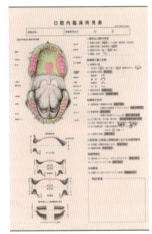

図8　現義歯臨床所見表　　　図9　PILOT Denture System 診査表　　　図10　口腔内臨床所見表

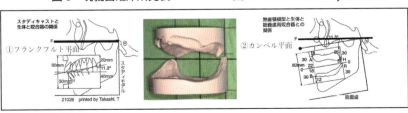

図11　無歯顎診査用（作業用）規格模型
　無歯顎用咬合器では、咬合平面を基準として設計されている場合が多く、生体の基準もフランクフルト平面からカンペル平面とされている。図11-①であれば、咬合器を11.3°下方に傾斜された位置。無歯顎用模型図11-②においては基準とする歯牙と歯冠部がないので、解剖学的平均値に基づいて、前方の基準は「歯肉頬移行部口腔前庭中切歯根突付近から上顎では8mm、下顎では12mm」。後方の基準は「上顎では翼突下顎ヒダ起始部から25mm、下顎ではレトロモラーパット上縁から30mm」としている。

基礎知識編

4. 咬合採得

準　備
ノギス、咬合平面板、黒マジック、エバンス、バーナー、ソフトプレートワックス、糸、パラフィンワックス、アルーワックス、ペン先、鏡、カッター。

人工歯選択
トゥースセレクター、トゥースインディケーター、モールドチャート。

治療用義歯システムの特徴・考え方
治療用義歯を装着してから健康な機能へと導くための形態を与えるため、義歯粘膜面、研磨面には粘膜調整材（コー・ソフト）を用いる。

この材料は約1週間粘弾性を有し、その後正しく扱うことによって咬合圧が加わり硬くなっていく。通常のティッシュコンディショニング材は長く粘弾性が持続し、硬くならない。コー・ソフトはアクリルレジンに近い硬度となり、最終義歯と同等の形態と機能を与えていくことにより、フラットテーブルに正しい習慣性咬合位の圧痕が形成され、咬合分析ができる。

形態と機能を相互に治療していくことにより、十分に機能した形態が得られ、治療用義歯の時点で予後の見きわめができるシステムといえる。

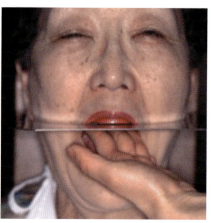

リップサポート（口唇・頬の膨らみ）　マウスボリュームの把握

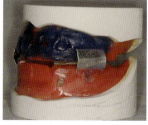 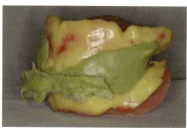 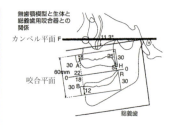

上顎機能咬合平面の設定。両瞳孔線（前方基準）およびカンペル平面（後方基準）に平行に設定

図12　上顎機能咬合平面の設定と咬合採得

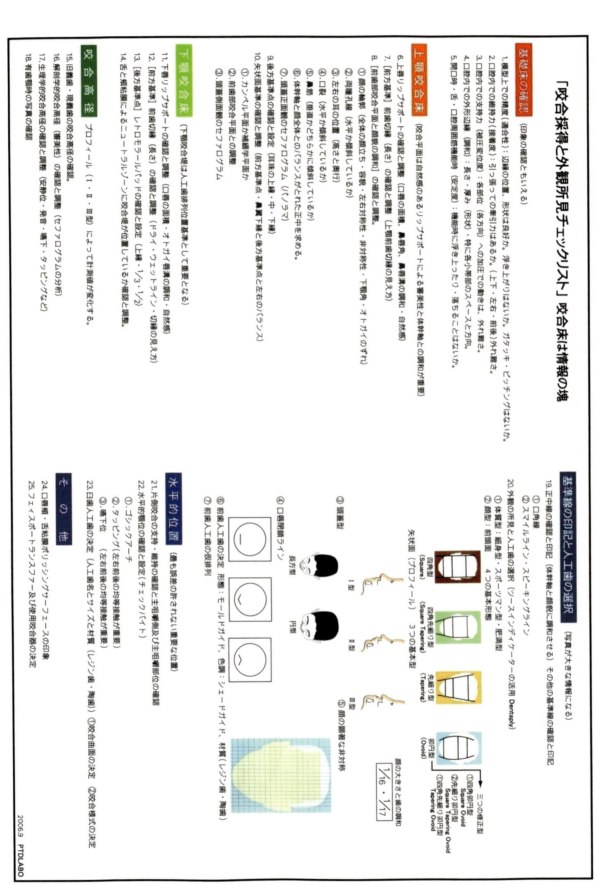

図13 咬合採得と外観所見チェックリスト

基礎知識編

治療用義歯製作

咬合器装着　　　人工歯排列

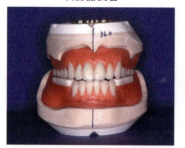
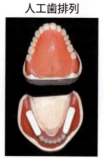

試適

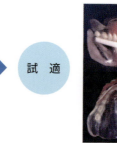
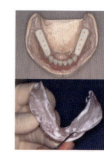

図14　人工歯排列、上顎陶歯、下顎臼歯部フラットテーブル

図15　重合完成、下顎コー・ソフトリライニング

機能が回復しはじめる

患者さんとの会話から舌や口腔周囲筋の動き、表情、発音等を観察し、日常の生活習慣、食習慣、趣味を聞き、体調を読み取る。

リハビリトレーニングは患者自身に嚥下という機能を意識してもらい、左右側、下顎臼歯部フラットテーブルに、下顎臼歯舌側咬頭5点両側で10点が

タッピング運動をすることにより同一部位に接触咬合できるよう意識的開・閉口をリズミカルに繰り返す返復運動をう。

正しい形態が付与され、機能が回復することにより、生体に対して適切な咬合圧が加わる。それは患者が意識して運動することにより、患者の機能に適応した神経筋機構が活動しだす。そして咀嚼運動、嚥下機能がスムーズとなる。

適合・安定、痛みの除去

維持力：義歯が口腔内に留まる力　支持力：噛む力が義歯から粘膜に伝わる力　　口内炎　　レーザー治療

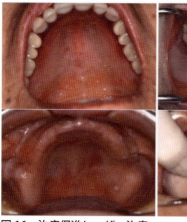
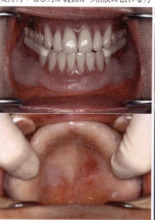
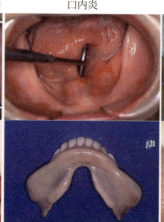
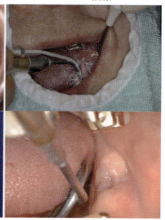

図16　治療促進レーザー治療

レーザー治療は粘膜面疼痛部、抜歯窩の治療促進、歯の抜歯、歯周病による縁下歯石除去や深部ポケットの不良粘膜や肉芽除去や蒸散処置を行う。

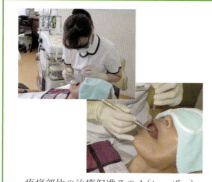
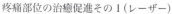
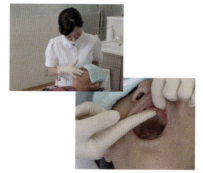
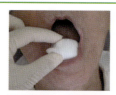
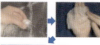
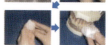

疼痛部位の治癒促進その1（レーザー）　　疼痛部位の治癒促進その2（歯肉マッサージ）　　患者さんができる除痛法（冷却法）

図17　疼痛部位の治療促進

形態・機能の回復、リハビリ・トレーニング

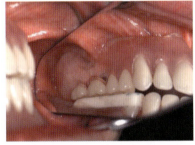

表1　総義歯治療成功への7Step

Step1	適合・安定と痛みの除去
Step2	機能が回復しはじめる
Step3	健康な形態を作る
Step4	健康な機能を向上させる（リハビリテーション）
Step5	より健康な形態を作る
Step6	健康の維持・予後の見直し
Step7	機能義歯（最終義歯）の製作

図18　マウスボリュームとデンチャースペースと維持力

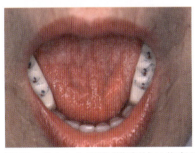
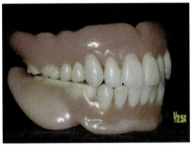
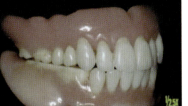
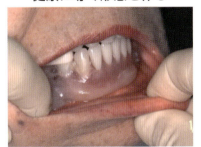
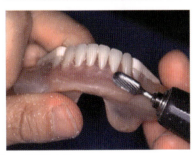

図19　失われた形態（構造体）は術者が製作し、忘れかけた機能は患者自身の機能によって回復する

健康に導く形態を作り、機能を向上させる

床粘膜面・咬合高径・欠損部のマウスボリュームを再構成を行う手法はさまざまある。治療用義歯を用いた治療法は術者が有歯顎者の顎間距離の測定値をもとに無歯顎模型と生体および総義歯用咬合器との関係模式図や総義歯排列基準等を参考として構造体（治療用義歯と顎骨、粘膜）に患者固有の力を左右のバランスを見ながら、粘膜へ力を伝えることができることである。そして耐圧できる咀嚼粘膜や、加圧に対して弱い被覆粘膜の印象面を調節することで、加圧に対して、触覚レセプターは粘膜−閉口筋反射システムを介して、閉口筋の筋紡錘の固有レセプターと反射性フィードバックシステムを活性化することにより、その知覚情報の大脳への入力は増大する。

基礎知識編

健康な機能を向上させより健康な形態を作る

機能とは？

1. 摂食・嚥下機能	→	患者 ▶	頬筋（一定の力、リズム） 舌（環境に順応）
2. 発音機能		術者 ▶	治療用義歯を調整

機能圧（患者） ➡ デンチャースペース ➡ 筋平衡咬合平衡を向上

　治療用義歯左右臼歯部フラットテーブルによりバランスを得た機能咬合平面で安定した顎位で左右の顎関節部や口腔内粘膜部にレーザービームを照射することで、筋肉の活性化が増進され顎位の安定が促進する。

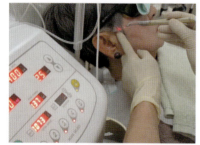

図20　レーザービーム

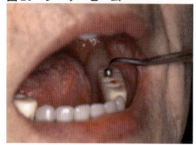

図21　咬合診断

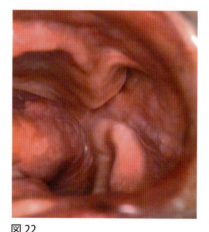

図22
　咬合力が回復・向上することで痛む部位が出るときがある（疼痛部、過不足部の調整）。

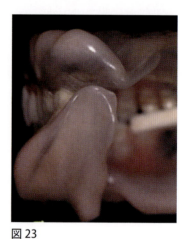

図23
　各小帯部および翼突下顎ヒダ、レトロモラーパッド部の積極的な調整（インプレッションメイキングとテイキング）。

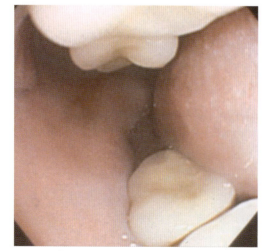

図24　バランスのとれた人工歯排列位置

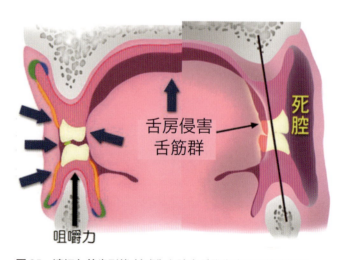

図25　適切な義歯形態（左側）と障害が発生する形態（右側）

形態を整え、機能をより向上させる

- 正しい習慣性咬合位（習慣性閉口路）と終末位の圧痕ができることにより、何でも噛め、治療用義歯が快適となる。
- 圧痕・中心咬合位での咬合による粘膜と床の潤滑
- 精度の高い適合性、違和感が少ない装着感、使用感
- 人工臓器としての実感
- 維持・安定・支持・審美性を患者自身が達成した満足感（精神的満足感）

治療用義歯システム診査表によるチェック

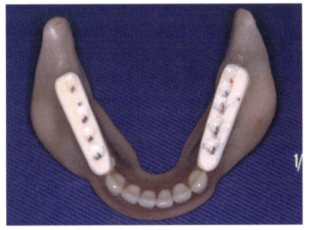

図26　フラットテーブル上の圧痕

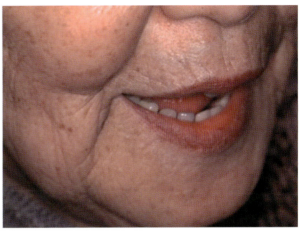

図27　精度の高い適合性、違和感の少ない装着感、正しい舌の位置

最終印象・機能義歯の製作

1. 最終的印象
2. 咬合採得
3. 模型製作
4. 咬合器装着
5. 人工歯排列　●試適
6. 精密重合

　総義歯が正しい機能を営むには適切なマウスボリューム（高さと幅）が必要となる。
　WattとMacGregorによれば、機能を営むうえの4要素は、①十分な支持、②十分な維持、③適切な筋平衡、④適切な咬合平衡としている。
　粘膜面の維持、支持、咬合面の咬合様式のみで対応するのではなく、咬合（静的）、咀嚼（動的）時に①〜④要素を満たす総義歯体積と形態の重要性を説いている。

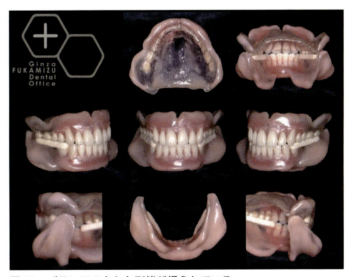

図28　バランスのとれた形態が得られている

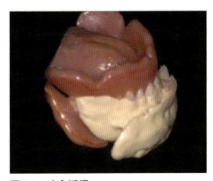

図29　咬合採得

基礎知識編

機能義歯

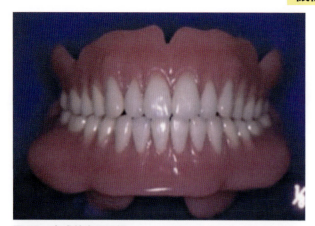
図30　完成義歯正面観

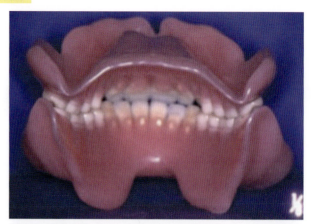
図31　後方面観

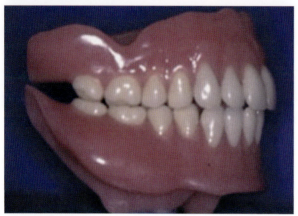
図32　右側面観

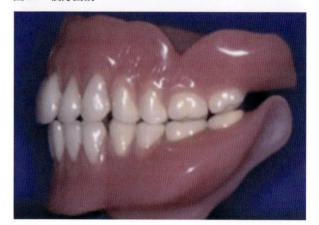
図33　左側面観

● 装着準備
　咬合紙、フィットテスター、PIP、ラッピングペースト。

機能義歯（最終義歯）の口腔内装着
　咬合面
　　・バランスのとれた中心咬合位
　　・早期接触の除去

　粘膜面
　被圧変位の誤差の調整
　　　　↓
　治療用義歯システム診査表によるチェック

予後の調整とメインテナンス
　粘着面・咬合面・下顎位のバランス
　　　　↓
　治療用義歯システム診査表によるチェック

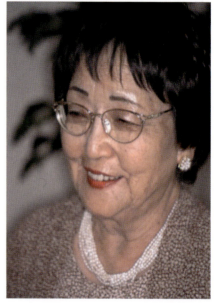
図34　維持・安定・支持・審美性を患者さん自身が達成した満足感（精神的満足感）

【執筆協力】
市川淳、森谷良行、大森久美加、榊原麻好才、戸崎晶子

「命の入り口から、何をどう入れますか？」
あなたは病のもとを入れていませんか？

鈴木　公子
ひまわり歯科医院

1. まずは命の入口を
きれいにすることが大切

開業して30年。患者さんは9,000人を超えました。

その患者さんには、ブラッシングで口腔清掃を勧めてきました。しかも片山恒夫先生の教えを確実に受け継ぐために、何もつけない空ブラシで、唾液によるブラッシングをご指導して、多くの患者様の歯周病を治療してきました（というより、本人に治してもらうのですが…）。

しかし、そのブラッシングは、一日最低でもトータル30分以上の時間をかけていただくような過酷な指導をしてきましたので、脱落者や、何十年通院してもきれいに磨くことのできなかった患者さんも沢山いらっしゃいました。

それでも、私の指導についてきてくれて、大きく悪化することなく通院されていた患者様にPOICウォーターを使っていただくと、どうしたことでしょう。たった数日で見違えるほどの口腔内に変化してくるではないですか。

今までの何十年の通院は何だったの？　と言いたくなるくらい、見事に変化するのです。それだけではありません。ベテラン患者さんで、プラークなどどこにもないような患者さんでさえ、ポケット内の炎症、臭いなどが一気に変わったと喜んでくださるのです。

患者でいらしたペリオの患者さんにも、まずはPOICウォーターの使用をお勧めして、急性症状があっても、プラズマレーザーシステムの切開蒸散やPOICウォーターによるイリゲーションでほとんど投薬することもなく、快方へと向かいます。

最近では、腸内細菌のことも考慮して、なるべく抗生物質を服用しなくて済むようになり、POICウォーターとプラズマレーザーシステムの力に感謝しております。

しかし、患者さんの努力なくして、健康は保てません。そのために、自宅での食生活や習慣を指導することは絶対不可欠なのです。

2. なぜ私が食事指導を
するようになったのか
（鈴木公子ができるまで…）

どうして私はこの世に生まれてきたのかしら？子供のころから、疑問でした。10歳で母親に捨てられ、いじめに遭い、病気ばかりしていて、高校も大学も、ぎりぎりの出席。苦しくて、痛くて、辛い検査と治療と薬ばかり。

なぜ、私だけがこんな目に…と生きていました。

そんな病気まみれの私が出会った先生が私を健康に導いてくださり、そのおかげで、日本全国、海外までも講演をして、一人でも多くの方が健康になれるようにと、講演活動や執筆活動をしてきました。病気の私を雇ってくださった長岡市の関正一郎先生、食養で私を健康に導いてくださった柏崎市の大塚誠之輔先生、病気には原因がありその原因を取り除き、病を治し、未病を防ぐことが大切だと教えてくださった片山恒夫先生。食事指導や講演のノウハウをお教えくださった管理栄養士幕内秀夫先生。噛み合わせと全身の病気との関係を教えてくださった神戸の藤井佳朗先生、呼吸と歯性病巣感染の重要さをと教えてくださった仙台の堀田修先生と福岡の今井一彰先生、噛み合わせと全身とのつながりを教えてくださった福岡の湯浅慶朗先生、私が生まれてきたことは奇跡なんだと教えてくださった内田美智子先生。多くの先生たちの出会いのお陰様で、私が生

基礎知識編

きてきた意味を知り、私の病気の経験を通じて、命の大切さを伝え続けることで、ご恩返しをさせていただいております。

3. ひまわり式　歯に良い食事　10か条

1）ご飯をしっかり食べる

　ご飯を食べることは和食の基本です。ご飯もパンも同じ炭水化物のように考えがちですが、パンには生地自体にも砂糖を含み、合わせて食べる献立も砂糖と油脂だらけになります。主食にはふさわしくありません。主食はなるべくごはん、できれば未精製のお米を選んだり、雑穀なども加えましょう。パンはお菓子です。なお、フランスパンには砂糖は入っていません。

　糖尿病で糖質制限をお考えなら、未精製のお米や

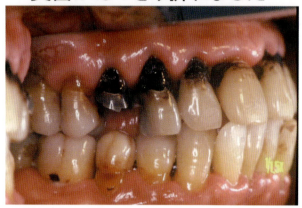

写真1　朝の2年間のパン食で一気に虫歯になった症例

雑穀を加え、血糖値の上がり方をなるべくゆっくりにするとよいでしょう。

　低糖質ダイエットには危険が潜んでいます。特に育ちざかりの子供には絶対に炭水化物が必要です。幕内秀夫先生の著書「世にも恐ろしい糖質制限食ダイエット」「ドラッグ食」などを参考になさってください。

2）飲み物はノンカロリーのものを

　飲み物の砂糖は、さらっと飲み込んでしまうので、虫歯になりにくそうですが、一瞬にして口の中の隅々まで砂糖を運んで、非常に虫歯になりやすくします。清涼飲料、乳酸菌飲料、スポーツドリンク、ジュース（100％果汁や野菜ジュースも含む）、牛乳、砂糖入りのコーヒーや紅茶などのカロリーのある飲

み物を飲むと、無意識のうちに満腹になり、本来、食べ物として摂るべき栄養が摂れなくなります。食事の時に食が細くなる最大の原因です。また、若いうちに糖尿病を発症する原因にもなりますし、キレやすい性格にもなります。子供に飲ませる飲み物は、水、番茶などカロリーやカフェインの無い飲み物にしましょう。

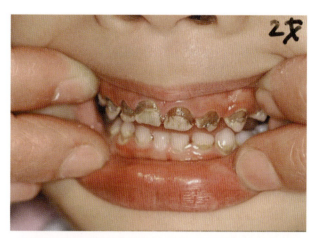

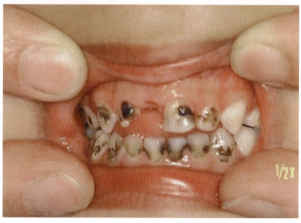

写真2・3　スポーツドリンク・乳酸菌飲料

3）食間を開ける

　食事と食事の間はしっかりと時間を開けて、食べたものがしっかり消化して休んでから次の食事にしましょう。食事をすると、口の中のphが下がってしまい、酸性になって虫歯になりやすくなります。正常値に戻るのに30分かかります。噛むことが大切だからといって、いつでもガムを噛んでいるようなことのないようにしましょう。

4）砂糖の入ったものは極力控える

　砂糖は虫歯の最大の原因です。摂らないに越した

ことはありません。もともと精製した砂糖（ショ糖・ブドウ糖）は不自然な化学物質です。実際にヒポクラテスの時代に精神安定剤として使われました。また、虫歯になりにくいとされているキシリトールなどの甘味料、あるいはゼロカロリーやオフカロリーとうたう飲料や食品に使われる甘味料も、人間が消化吸収できない異物や化学物質のようなものです。砂糖の摂りすぎは虫歯だけでなく、低血糖症（砂糖の摂り過ぎで起こる病気で、青少年のキレル症状とも深く関係する）や糖尿病やメタボリックシンドローム、アレルギーや高血圧にも大きく関係します。料理に使う甘味料は本みりん、純米酒、黒砂糖、メープルシロップ、蜂蜜などがベターです。

5）味噌汁漬物を毎日食べよう

日本の伝統的な発酵食品にはたくさんの乳酸菌が含まれていて、素晴らしい整腸作用があります。ヨーグルトやチーズといった欧米の方たちが食べてきたものではなく、日本古来の味噌、醤油、漬物、納豆などの発酵食品のほうが日本人の体質に合っています。

6）副食は季節のものを選び、果物はほどほどに

その土地でその季節に採れた野菜をその土地の調理方法で食べるのが最適です（身土不二・地産地消）。夏には体を冷やしてくれる夏野菜を、冬には体を温めてくれる根野菜を選びましょう。果物に含まれる果糖もショ糖も砂糖です。また、果糖は内臓脂肪になりやすい糖類。柑橘系は特に歯を溶かしやすいので要注意です。その土地で取れた季節の果物を少々お楽しみで食べる程度にしましょう。ビタミンCは野菜でも十分摂れます。

7）油、動物性食品の摂り過ぎに注意

現代の食生活はあまりにも油脂類と動物性食品が多すぎます。皆さんの台所の換気扇周りの油汚れが、家族の血管内の油汚れと同じと考えてください。その結果、血液がドロドロになり、流れが悪くなって血圧が上昇し、詰まって梗塞を起こしたり、破れてしまったりするのです。洗剤を使わなくても食器を洗えるような料理を食べている家族は、血液もさらさらと流れ、メタボリックシンドロームなどにはならないのです。油脂はなるべくなら植物性、動物性食品なら魚介類を選びましょう。

8）調味料は上質のものを

調味料だけは、多少高価でも、きちんとしたものを選んでください。砂糖・塩は、精製しすぎていないミネラルを含んだものを使いましょう。醤油と味噌はきちんと時間をかけて発酵熟成したものを選びましょう。良質な調味料を使うと、ミネラルや乳酸菌などを毎日ごく自然に体に取り入れられます。また、昆布や鰹節などの旨味成分は、世界共通語で「UMAMI」と呼ばれ、低カロリーにも関わらず非常に満足感があり、ヘルシーな食事を摂ることができるため、世界中から注目されています。上手に利用しましょう。

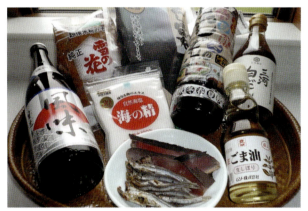

写真4　調味料

9）危険な味3つを極力避ける

以下に示す3つの味は習慣性が強く、食べたら食べるだけ、もっと欲しくなる味です。食べ始めると止まらなくなるので、小さなお子さんには絶対に与えないでください。

白砂糖：精製した砂糖はあっという間に血糖値を上げて、気分がよくなり、幸せになります。ですが、白砂糖の習慣性（中毒性といったほうがいいでしょう）は止まりません。いったんその幸福感を覚えると、どんどん食べたくなって、砂糖が切れると、怒りっぽくなったり、手が震えたり、若者のキレル原因や少年犯罪の原因になります。ペットボトルシンドロームもこのひとつです。

油　脂：動物の本能として、飢餓から自分を守るために、1グラムで9キロカロリーの油脂は、魅力的です。どうしても美味しく感じてしまいます。「脂」という漢字のつくりが旨ではないですか。だからどんどん欲しくなります。

化学調味料：もともと天然の食品からとれるアミ

基礎知識編

ノ酸を、化学的に作ったのが化学調味料（旨味調味料）。ついついだまされてたくさん食べてしまう、危険な味です。

以上の3つの味を一緒にすると、最強の食品、スナック菓子、菓子パンやハンバーガーショップのセットメニューになってしまいます。強烈な習慣性があるため、ソフトドラッグという言い方もします。健康のためには、この3つの味に打ち勝つ味を探せばいいのです。それが天然のだし。しかもタンパク質がらみの、鰹節や煮干しは習慣性が強く、しかも体への悪影響の無い味です。さまざまな生活習慣病の予防に役立つ味です。

10）歯ごたえのあるものをよく噛んで

よく噛むと、唾液がたくさん分泌されて、虫歯や歯周病、口臭の予防、肥満防止、味覚の発達、発音の発達、脳の活動を活発化して認知症を予防して、がん予防、胃腸の働きを促進して消化吸収を助ける、

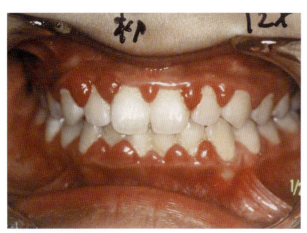

写真5　12歳のペリオ

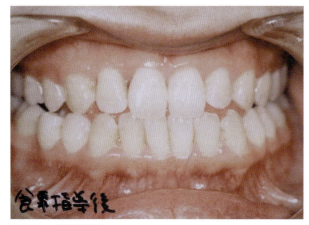

写真6　食事指導後

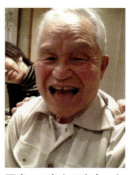

写真7　富山で出会った84歳

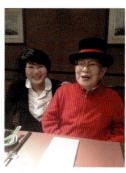

写真8　昇地三郎先生 107歳

口腔内殺菌、糖尿病の予防や治療（よく噛むと血糖値の上昇ゆるやかにする）、発癌性物質の無毒化など、様々な働きを持つ酵素（アミラーゼ・リゾチーム・ラクトフェリン・ペルオキシターゼetc）が含まれています。1日1.5リットルほどの唾液が、主に血液から作られて分泌します。こんなに簡単で安価でいつでもどこにでも持っていける健康食品はありません。

パンや麺などの粉食や柔らかいものばかり食べて、よく噛まずに食事を摂ると12歳の子供でさえもひどい歯周病（ペリオ）になります。

しかし、歯磨きをしっかりとして、ご飯中心の和食にすると半年で見事に健康な歯茎に戻ります。

以上の10か条を守り、命の入り口、体の上流部を正すことは、口の中だけを健康にするのではなく、全身に大きく影響を与えることは間違いありません。

木を見て森も見る医療では、どんな食べ物をどのように食べるか、それは決して栄養を摂るだけではなく、命あるものをよく噛んで唾液を混ぜて、命の糧とすることが大切なのです。

そのためには健康な口腔内を維持することがとても大切です。

食事を正し、虫歯なしで全身の健康を保っているエピオスの七谷社長のお父様や（写真7）たとえ76歳で総入れ歯になっても一口30回噛んで108歳まで健康で食べていらした昇地三郎先生（写真8）などでもわかるように、食がどれほど大切かわかっていただけたでしょうか？　私自身も、食を正したおかげで、3回死を宣告されたにもかかわらず、元気に仕事や講演、子育てもできました。

命の入り口を正し、いつか、予防医学だけで医療が成り立つ日が来ることを願ってなりません。

【参考文献】

1) W.A. プライス：食生活と人間の身体の退化，恒志会，2010.10

2) 幕内秀夫：粗食のすすめ，新潮社，2003.

3) 幕内秀夫：ポテチを異常に食べる人たち，WAVE 出版，2010.

4) 幕内秀夫：世にも恐ろしい糖質制限食ダイエット，講談社，2014.

5) 幕内秀夫：夜中にチョコレートを食べる女性たち，講談社，2009.

6) 正食協会：咬み方健康法，正食協会，1987.

臨床応用編
（POIC ウォーター・プラズマレーザーシステム使用臨床例）

プラズマレーザーシステム使用時の疼痛コントロール

矢島　孝浩
やじま歯科医院

プラズマレーザーシステム（Nd-YAGレーザー；STREAK-1：アルテック社製）はほとんどの処置において局部麻酔を使用せずに、疼痛がきわめて少なく行うことが可能である。このことは、レーザー治療における疼痛の発生機序をきちんと理解して、この機序をコントロールすることで初めて可能となる。

レーザーによる疼痛は次の3点に分類できる。

1．レーザーの導光ファイバーによる接触痛
ファイバー先端が組織に直接接触することによる疼痛。歯周ポケット測定時のポケットプローブによる疼痛のように、組織に直接ファイバー先端が接触することによる疼痛。

2．熱蓄積による熱疼痛
レーザー光が組織と反応するときの発熱、蓄熱による疼痛。主に軟組織が感ずる疼痛。

3．強い光による痛感
レーザー光の光エネルギーにより、歯髄神経が直接感じる疼痛。主に硬組織が感ずる疼痛。

以上の3点の疼痛をうまくコントロールすることによりプラズマレーザーシステムは患者に疼痛を与えることが少なく、浸潤麻酔を必要とせずに治療が可能となる。

浸潤麻酔をしない場合の疼痛のコントロール

1．レーザーの導光ファイバーによる接触痛のコントロール
ファイバー先端が組織に直接触れさせることを可及的に少なく、フェザータッチにて動かすことで避けることが可能になる。動かす方向にも注意が必要である。レーザー光によって処置が行われるのであり、ファイバーはあくまで導光のための手段である。

2．熱蓄積による熱疼痛のコントロール
①冷却によるコントロール
レーザー照射と同時に照射野を冷却する。エ

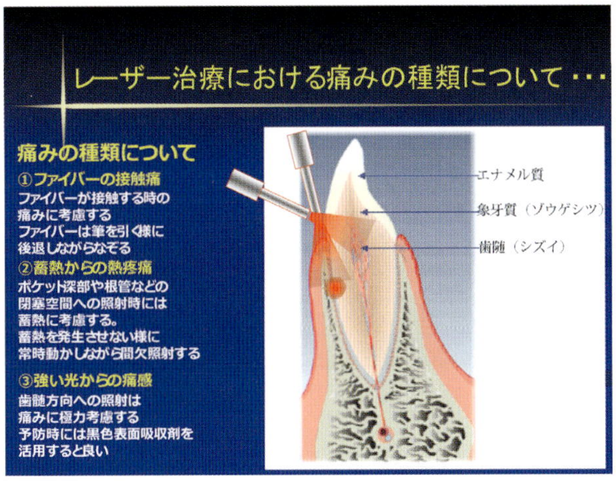

図1　レーザー治療における痛みの種類について…

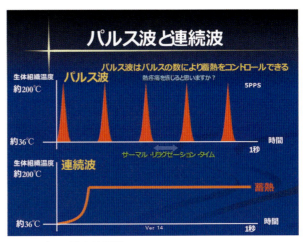

図2　パルス波と連続波

臨床応用編

アーによる冷却、水による冷却が行われる。Nd-YAGレーザーは水に吸収されないため、水による冷却の影響を受けない。加えてプラズマレーザーシステムは同時に酸化チタン乳液にて冷却を行える。

②照射方法によるコントロール

　ファイバーを常に動かしてレーザー光が一点に集中しないように照射する。また、フットペダルにて間欠的に照射する。

③パルス波発信によるコントロール

　レーザーの発振方法は連続波とパルス波がある。連続波の場合は蓄熱しやすく、熱疼痛を感じやすい。フットペダルで間欠照射する必要がある。プラズマレーザーシステムはパルス幅を$50\mu s$・$100\mu s$・$200\mu s$・$400\mu s$の4モードに可変。さらに1〜99ppsと、パルス数を1秒間に1〜99回と細かくコントロールできる。このため組織の熱蓄積を最小限に抑えられ、疼痛を与えにくい。一般に人間は熱を感じるまでに0.3〜0.4秒の時間差があるといわれ、この時間差を利用して組織を冷却することで、熱による痛覚をコントロールできる（サーマルリラクゼーションタイム）。さらに組織に熱蓄積を起こさないため、熱ダメージも最小限であり、治癒も早い。

3. 強い光による痛感のコントロール

　レーザーの照射方向によりコントロールする。歯髄方向に照射するとエネルギーが歯髄に到達しやすく、疼痛を強く感じる。歯根方向に向けて照射する。

　通常のストレートファイバーは直進方向にレーザー光は照射される。このため、レーザー光のエネルギーは直接組織に到達し、光エネルギーによる疼痛や、熱疼痛、熱ダメージを与えやすい。

　酸化チタン乳液により先端加工されたファイバーからはレーザー光は球状に照射される。このため、レーザー光の直進性が緩和され、球状に発光、散乱する。このことにより光疼痛、熱疼痛、熱ダメージを抑えることが可能となる。

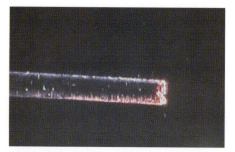
図3　ストレートファイバー

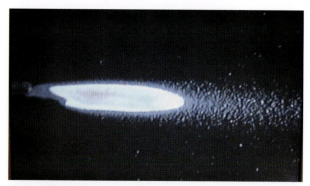
図4　通常のストレートファイバー

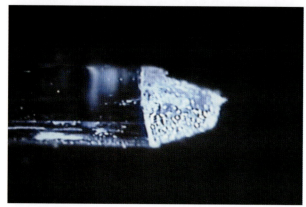
図5　先端加工されたファイバー

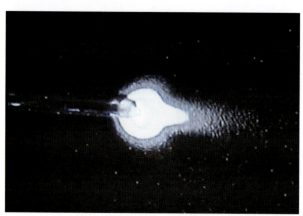
図6　球状に照射されるレーザー

齲歯、歯髄炎への応用

矢島　孝浩
やじま歯科医院

　プラズマレーザーシステムの強力な鈍麻作用、及び酸化チタン乳液の冷却作用、数万分の1秒単位でコントロールするパルス幅の特性によって、齲蝕歯の処置は生活歯においてもほとんど無麻酔下にて行うことが可能となる。

　また、Nd-YAGレーザーはタンパク質に良く吸収・反応する特性があるので、軟化象牙質の豊富なたんぱく質部分に反応し、エキスカベーターなどでも除去がしやすくなる。さらに、レーザーの熱作用により、象牙細管部分が溶融され、閉鎖されるため疼痛が起きにくくなり、歯質が強化される。同時に酸化チタンが象牙細管内、及び歯質に溶着され、抗菌効果が持続する。

　歯質はレーザーの強力な殺菌作用、数万分の数秒の熱効果により、除菌され、無菌状態となる。LLLTの作用により、歯髄及び歯周組織の血流改善・組織の回復力向上、起炎物質の減少などに効果も期待できる。

　このことにより、従来では抜髄が適応となる症例においても、かなりの高確率で歯髄の保存が可能となる（小峰一雄先生、小西康三先生の章参照）。

　抜髄が避けられることは治療期間の短縮、健全歯質の保護のみではなく、抜髄によって起こりうる様々な障害、将来の根尖病巣、歯根破折などのリスクを避けることができる。根尖病巣などは病巣感染の原因ともなるため、患者メリットは大きい。

ケース1　齲蝕処置

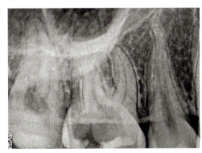

①18歳男性自発痛（+）冷水痛（+）
通法では浸潤麻酔後形成、抜髄の可能性のあるケース

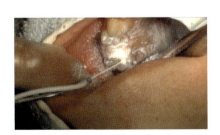

②浸潤麻酔を使用せずにプラズマレーザーシステムにて歯髄を鈍麻させる。エナメル質に酸化チタン乳液と共にレーザーを照射する。
100μs-100～400pps-99～30pps；1KW～4KWにて照射。

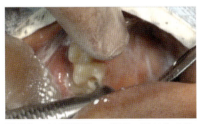

③直後に無麻酔下にて齲窩の開口をするが、鈍麻作用により疼痛は訴えない。この時に5倍速コントラアングル及び3Wayシリンジから出てくる治療水は残留塩素補正消毒システムによって有効残留塩素濃度は20ppmに補正されているため、細菌を含まず、連続除菌能力がある歯科用治療水となっている。

臨床応用編

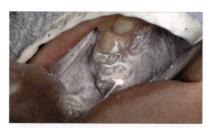

④齲窩の開口後さらにレーザーを照射する。

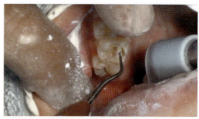

⑤たんぱく質にレーザーは良く吸収され、反応するため通常より容易に軟化牙質の除去ができる。

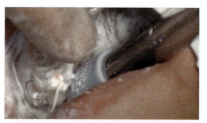

⑥軟化牙質除去後プラズマレーザーシステムにて歯質強化処置を行う。
200μs-300ms-20〜30pps；1.5KW

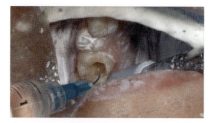

⑦タンパク分解型除菌水「POICウォーター」にて洗浄、除菌する。

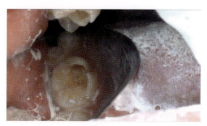

⑧この状態で充填する。この時に状態に応じて覆髄処置をおこなう（DOGベストセメント、MTAなど）。

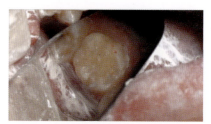

⑨即日に処置が完了する。浸潤麻酔をしていないため、直後に食事など可能である。疼痛は完全に消失している。

ケース2　歯髄鈍麻作用のみにて対応（泉大津市小西デンタルクリニック小西康三先生提供・執筆）

左側下顎第一大臼歯激痛により来院する。
デンタルレントゲンでは歯髄近くまで齲蝕が進行しているように見える。
ストリーク特有の急速鈍麻を行うと症状が消えたので直ぐにCR充填を行う。
100μs-100〜400pps-99〜30pps；1KW〜4KWにて照射。

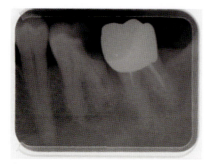

①術前写真

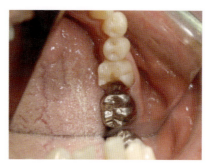

②術後写真

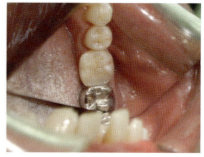

③その後、全く症状が出ていない（電気歯髄反応は陽性）。

76

硬組織への応用

小西　康三
小西デンタルクリニック

　歯の表面にNd-YAGレーザーを照射すると歯質が強化される。つまり適度なエネルギーでNd-YAGレーザーを照射すると齲蝕になりにくい。即ち耐酸性が向上するが、そのメカニズムの詳細は明らかになっていない。そこで健全なエナメル質表層に酸エッチング処理した場合とプラズマレーザーシステム(100us、100mj、99pps)を照射した場合との表層の形状を走査顕微鏡(SEM)像でみることで比較した。

　酸エッチングした場合は縦に深く酸が酸蝕していく。それは酸の拡散経路に沿って深く浸透していくのであるがクレバスの様に縦に深く削られるように酸蝕される(図1～6)。見るからに脆弱な棒状のア

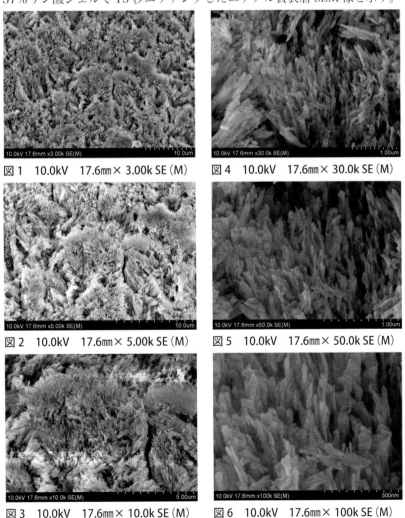

37%リン酸ジェルで15秒エッチングしたエナメル質表層SEM像を示す。

図1　10.0kV　17.6mm×3.00k SE(M)
図2　10.0kV　17.6mm×5.00k SE(M)
図3　10.0kV　17.6mm×10.0k SE(M)
図4　10.0kV　17.6mm×30.0k SE(M)
図5　10.0kV　17.6mm×50.0k SE(M)
図6　10.0kV　17.6mm×100k SE(M)

臨床応用編

パタイトが残るが、充填などで被覆されない部分があると確実に齲蝕の第一歩になると考えられる。これに対してNd-YAGレーザーを照射した場合ではアパタイトの配列が少しバラバラになっただけで表層が粗になっている状態である（図7〜12）。その

部分には唾液中のミネラル分などが吸着しやすく、より強固になると考えられる。

レーザー照射が確実に耐酸性を増し、歯質強化されていると思われる症例を示す。この患者は市の検診で虫歯になりやすいと言われ来院したが、カリオ

プラズマレーザー照射後のエナメル質表層SEM像を示す。

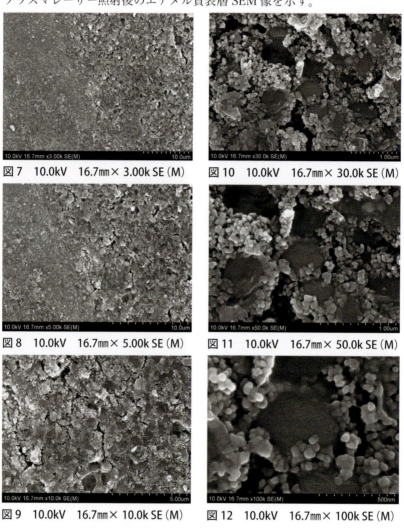

図7　10.0kV　16.7mm× 3.00k SE (M)
図8　10.0kV　16.7mm× 5.00k SE (M)
図9　10.0kV　16.7mm× 10.0k SE (M)
図10　10.0kV　16.7mm× 30.0k SE (M)
図11　10.0kV　16.7mm× 50.0k SE (M)
図12　10.0kV　16.7mm× 100k SE (M)

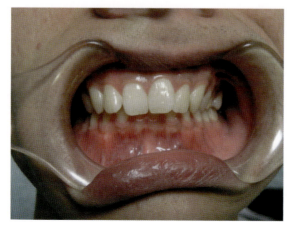

図13
市の検診で虫歯になりやすいと言われたが（カリオスタット、スリープラス）、プラズマレーザーシステム照射で歯質強化し、虫歯ゼロをキープしている状態。

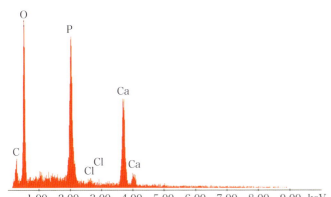

図14　成分分析の結果 Cl（塩素）が残っているのがわかる

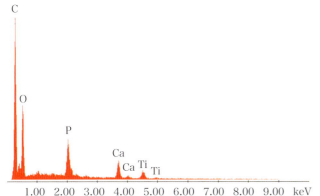

図15　成分分析の結果 Ti（チタン）が残っているのがわかる

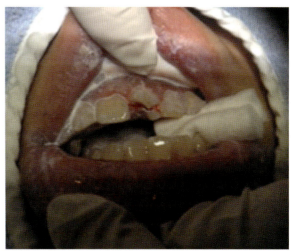

図16　打撲により歯が破折した状態で来院

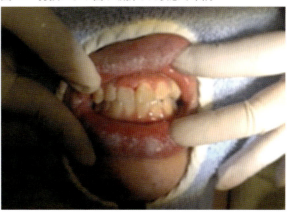

図17　プラズマレーザーシステム照射後、歯髄温存のまま充填処置

スタットがスリープラスであった。そこでレーザー照射で歯質強化を行ったが、一年半後もいまだに虫歯はない（図13）。

また表層の形状は確かに異なっていたが、成分分析でも面白い結果が得られた。

酸エッチングした表面にはわずかであるが Cl（塩素）が残っていた（図14）。

これは、スリーウエイシリンジでエッチング時のリン酸ジェルを水洗しても塩素が残る可能性があることを意味する。つまり充填した後も酸蝕が続く危険性がある。

一方、プラズマレーザーシステムを照射した場合は Ti（チタン）が出現した（図15）。すべての金属には抗菌作用があるので唾液中のミネラルが再石灰化する間、細菌感染を防いでくれている可能性がある。

次の症例は、上顎左側中切歯が破折し激痛を訴えて来院。プラズマレーザーシステム（100us、100mj、99pps）を照射し、鎮痛、殺菌、止血、消炎を同時に行い、エッチングなしにスーパーボンドと光 CR で充填。痛みもなく生活歯髄反応も陽性のまま帰宅して頂いた（図16、17）。もし破折面に酸エッチングを行っていたなら Cl が僅かに残り、酸蝕が徐々に進行し、やがて歯髄が壊疽ってくる可能性がある。酸エッチングなしでもレーザーで照射すると表面が粗面になり CR との嵌合力を増して接着が強固となり CR 充填は脱離しにくくなると考えられる。また粗面のチタン成分が持続的に抗菌作用を発揮すると思われる。

ポストコアー除去への応用

矢島　孝浩
やじま歯科医院

ポストコアーの除去は従来法では
- リトルジャイアント、ポスト撤去鉗子等の利用
- バーにて削合
- 超音波スケーラーの利用

等の方法を行っていたが、いずれの方法においても長い時間を要し、また、歯根破折やパーフォレーションのリスクも高く、歯科医師にとっても患者さんにとってもストレスの大きな作業であった。

プラズマレーザーシステムを使用することにより、従来法とは比較にならないほど簡単にかつ短時間でポストコアーの除去が可能である。高出力レーザーのエネルギー波及び衝撃波により、セメント層が破壊され、合着力が低下し、簡単に除去が可能となる。この時に、酸化チタン乳液を使用することにより、熱の発生をも防ぐことができる。

①ポストコアー全周にショルダーを形成する
　　このショルダー部分をねらい、歯根方向にレーザーを照射することにより、ポストにレーザーのエネルギー波及び衝撃波を効率的かつ効果的に伝達でき、ポストのセメント層を破壊することができる
②形成したポストコアーのショルダー部分（金属部分）に歯軸方向にレーザーを照射する
　　400μs-550〜900mj-10pps；1.37〜2.25kw
③プライヤー、もしくはリトルジャイアントにて除去する。必要に応じてレーザー照射を繰り返す。

慣れてくると、ポストコアーが緩んでくる感覚がわかるので、その感覚に応じて撤去方法を決定する。

注意点として、プライヤーで引き抜くときにはポストの植立方向に充分注意し、根管に破折する方向でのストレスを与えないように注意が必要である。

なお筆者はリトルジャイアント使用時には必ずレスキューボードを使用する。

このようにプラズマレーザーシステムを効果的に使用することにより、従来法では困難であったポストコアーの除去が安全かつ効率的に可能となる。
ただし、充分な知識とテクニックを要する。

従来法に比べた利点
①超音波スケーラーよりも効果的にセメント層の破壊ができる
②歯根破折、パーフォレーションのリスクが大幅に軽減できる
③短時間で除去が可能である。
④患者の苦痛が従来法よりも少ない

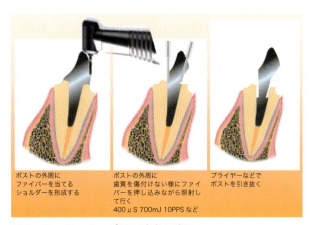

図1　ストリーク　ポスト除去の流れ

臨床応用編

症例1

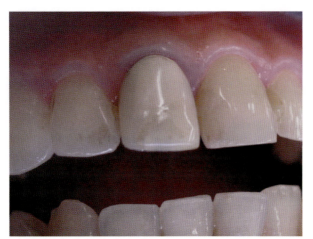
①根管治療が必要な右上中切歯。

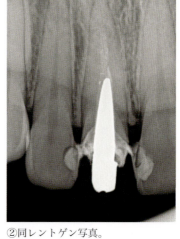
②同レントゲン写真。

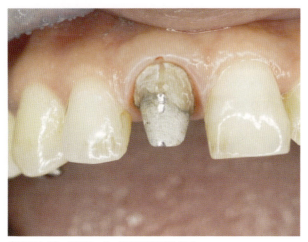
③通法に従い硬質レジン前装鋳造冠を除去。

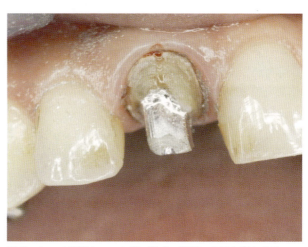
④ポストコア周囲をショルダー形成の要領で全周を削合する。

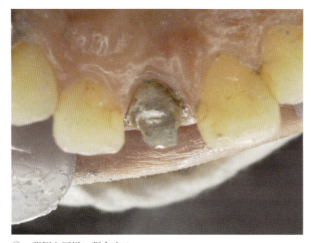
⑤口蓋側も同様に削合する。

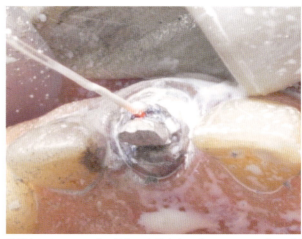
⑥削合したショルダー部分に歯根方向に向かってレーザーを照射。400μs-550〜900mj-10pps；1.37〜2.25kw。

ポストコアー除去への応用

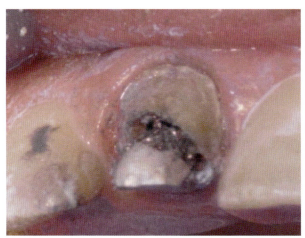

⑦プラズマレーザーシステムによって生ずる衝撃波によってポストコア周囲のセメントが破壊される。

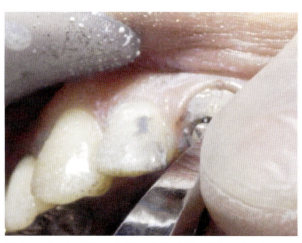

⑧プライヤーにて確実に保持。症例に応じてリトルジャイアント及びレスキューボードを使用する。

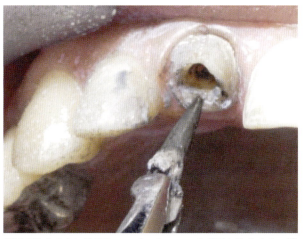

⑨引き抜き方向に注意して、ポストコアーを慎重に除去する。簡単に引き抜くことが可能である。

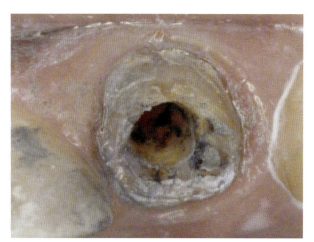

⑩ポストコアーの除去された根面。

症例2

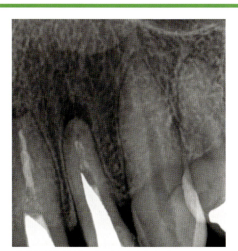

①感染根管治療が必要な左上側切歯。

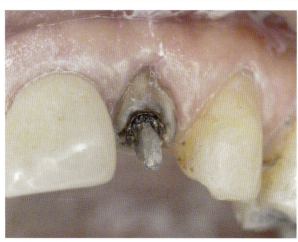

②補綴物除去後メタルコアーにショルダーを形成。削合したショルダー部分に歯根方向に向かってレーザーを照射。400μs-550〜900mj-10pps；1.37〜2.25kw。

臨床応用編

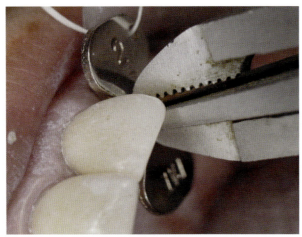

③レスキューボードを根面に適合させ、リトルジャイアントにてメタルコアーを把持する。

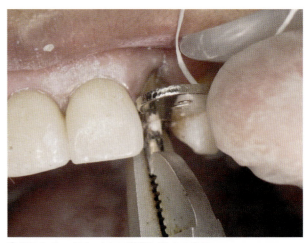

④リトルジャイアントにて簡単に除去できる。

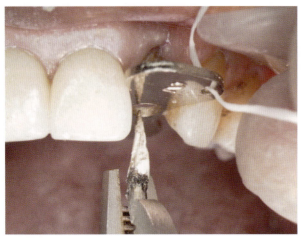

⑤除去されたポストコア。

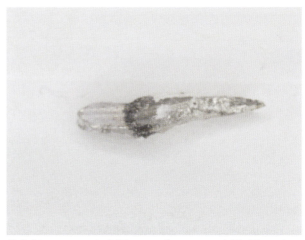

⑥形成してショルダー周囲はレーザーによって金属が溶かされている。

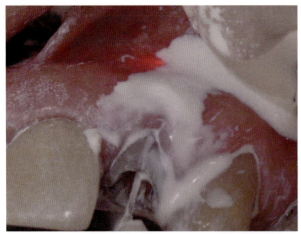

⑦通法によって感染根管処置後レーザーで根管内を殺菌する。モード3；100μs-200mj-10〜15pps；2KW。根尖部分でレーザー光がスパークする様子が確認できる。根尖病巣部分へのLLLTによる効果も期待ができる。

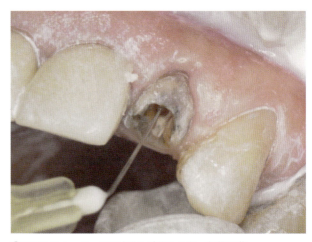

⑧POICウォーターにて充分に洗浄した後、根管貼薬。

インレー除去への応用

矢島　孝浩
やじま歯科医院

　プラズマレーザーシステムの強力なパワーによってインレー・アンレーの除去もメタルコアー同様に簡単に行うことができる。高出力レーザーのエネルギー波及び衝撃波により、セメント層が破壊され、合着力が低下し、簡単に除去が可能となる。除去された窩洞は衝撃波により鈍麻作用が生じ、ほとんどのケースでそのまま形成しても疼痛は訴えない。

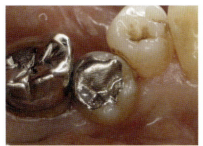

図1　除去が必要なインレー

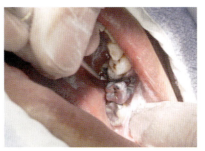

図4　クラウンリムーバーもしくは探針、エキスカにて簡単に除去ができる

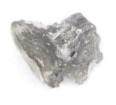

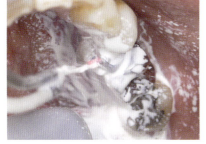

図2　200μs-800mj-16pps にてインレー、特にマージン周囲に充分にレーザーを照射する

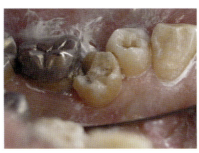

図5　除去された歯面。レーザーの鈍麻作用が効いており、形成時の疼痛はほとんどない

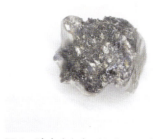

図6　除去されたインレー。セメント層は破壊されている

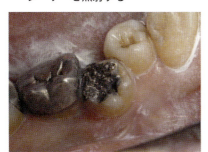

図3　レーザーによってインレー表面は溶融されている。しかし、患者は疼痛をほとんど訴えない

歯髄切断法への応用

小峰　一雄
小峰歯科医院

はじめに

　著者は 2006 年以来、Doc's Best Cements 療法を日本において普及活動を開始した。この Doc's Best Cements 療法は歯を削らないカリエス治療法で現在、かなりの脚光を浴びるようになった。その結果、患者の抜髄率がかなり減少した。ご存知のように歯牙の歯髄の生死は、その歯牙の寿命に大きく関わる。過去において著者も便宜抜髄など、無意味の抜髄を実行していた。しかし、抜髄後の歯牙は破折や歯周病の発症を招く結果になってしまう。これらの事実に気づき、長年歯髄保護を目標に治療法を模索してきた。Doc's Best Cements 療法は、その目標をかなり実現させたと思われる。

　しかしながら、Doc's Best Cements 療法の普及はまだまだである。毎日のように歯髄炎で来院される患者が後を絶たない。そこで歯髄炎状態をいかに改善する手法を模索している。過去においては高周波治療機器を用い、麻酔下で歯髄切断を試みたのであった。高周波の特性上、電気抵抗値の高い箇所ほど加熱する特徴がある。すなわち、根尖部や側枝、副根管などの細い部分に加熱される結果になる。抜髄処置には都合が良いが、歯髄切断には技術的に難しい部分があった。

　そこで今回、プラズマレーザーシステム（Nd-YAG レーザー）を用いて歯髄切断を試み、その手法を紹介することにした。このレーザーは前述の高周波治療の欠点をすべてクリアし、しかも無麻酔下で施術できるので最良の治療機器と言えるであろう！

１．目　的

　歯牙において歯髄保護の重要性は改めて述べる必要はないと思うが、抜髄歯や失活歯は歯牙そのもの

の寿命を極端に縮めてしまう。そこで歯髄炎を内科的に消炎させることが望ましいが、この方法については別の機会でご紹介する。今回は最終的に抜髄に至る寸前の処置として歯髄切断（レーザー断髄）法を解説する。例え根尖部付近の歯髄のみでも生存させることができれば、厄介な根尖病巣治療の繰り返しはなくなるであろう。１本の歯牙に対して５回の治療の繰り返しが限界とも言われているので！このように例え一部の歯髄でも生存させ、歯牙の延命を図ることが最大の目的と考える。

　また、著者は次のような症例を２症例ほど経験している。また知人からも同様の症例を体験していることも聞いていた。

　実は激痛の歯髄炎で数日間眠れず、来院された。激痛なので即座に抜髄を考えたが、急患なので時間的余裕がなく応急処置しかできない。そこで髄角に穴を開け排膿させた。約30分間ほどで排膿が止まったので Doc's Best Cement と Copa-lite の混合液を塗布後、仮封した。症状は消えたので、帰宅させた。そして１週間後の来院時に仮封材を除去しようとすると痛みを訴えたのである。そこで慎重に仮封材を除去すると髄角部の穴が顕微鏡のカバーグラス様のもので封鎖されていたのであった。もちろん、現在１年以上経過しているが、パルプテスター等で生活反応を確認しているが、一向に問題なしの生活状態である。その後も同様の症例を経験しているのであった。

　これを機会に歯髄の生命力の強さに期待する考えを、さらに強く持つようになったのである。

２．機材・材料

（1）プラズマレーザーシステム
　　（STREAK-1：㈱アルテック）（写真１）

臨床応用編

　(2) Doc's Best Cements (Termex)（写真2）
　(3) Copa-Lite (Termex)（写真3）

3．対象症例

　本来、歯髄処置は可能な限り避けるべきだ。すなわち歯髄のどの部分まで感染し炎症を起こしているか？を判断することはほとんど不可能なことである。そこで確実なシュガーコントロールやシュガーカットを実施し、消炎できなかった症例に対して実施するように心がけている。
　(1) 露髄症例（慢性歯髄炎）
　　①歯冠部歯髄の炎症（図1）
　　②歯根部歯髄の炎症（図2）
　(2) 非露髄症例（急性歯髄炎）
　　①歯冠部歯髄の炎症（図3）
　　②歯根部歯髄の炎症（図4）
　上記の露髄症例は技術的にも比較的簡単であるが、非露髄症例では難しいケースが多い。しかし、著しい激痛症例で天蓋に穴を開け排膿後にドックベスト処置後経過観察すると消炎し、Dentin Bridgeができ封鎖された症例を数症例経験している。この経験により、最後の最後まで諦めない歯髄処置を！と考えるようになったのである。

4．術　式

1) 露髄症例の歯冠部歯髄炎症の場合

　経験上最も成功率が高い。しかも術式が最もシンプルなので、ぜひトライして欲しい治療法である。
　(1) ラバーダム装着（写真4）
　　ラバーダム装着は必須条件であることを明記しておく。
　(2) 患部（ウ窩）をPOICウォーターを使用し丁寧に洗浄（写真5）
　(3) プラズマレーザーシステムをセットアップ（歯髄切断）
　　① Mode2（100μs 100mj 99pps）にて急速鈍麻（写真6）
　　　・できるだけ患部（露髄）の周囲離れた部位からレーザー照射
　　　・疼痛緩和効果を確認しながら露髄部を直接レーザー照射
　　　・酸化チタン乳液を最大量供給
　　② Mode1（50μs 100mj 80〜99pps）にて露髄孔からアプローチ（写真7）
　　　・可能であれば天蓋除去が望ましい。理由として髄腔内の歯髄を目視できるからで

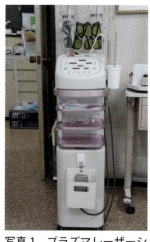
写真1　プラズマレーザーシステム

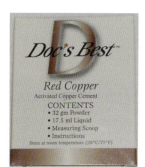
写真2　Doc's Best Cement

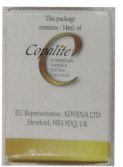
写真3　Copa-Lite

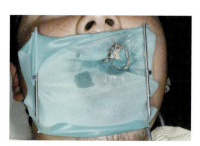
写真4　ラバーダム装着

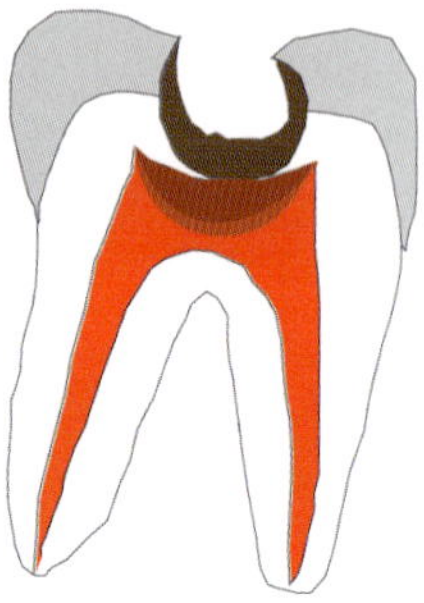

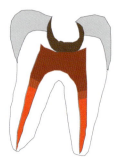
図1　露髄

図2　露髄

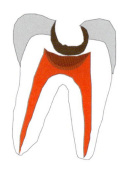
図3　非露髄

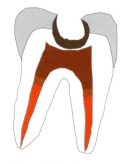
図4　非露髄

ある（図5）。
- この際に若干の痛みが出るくらいまで照射を繰り返す。
  また、指の感覚も研ぎ澄ませ、若干の抵抗を感じたら中止する。理由として、感染組織はほぼ融解状態になっているため、健全組織より柔らかい状態になっている。
- 健全歯髄組織になるまでレーザーにて焼灼および蒸散させる。
- 若干の予防拡大し、歯髄切断を完了とする（図6、7）。

(4) POIC ウォーターにて繰り返し洗浄

泡やその他異物が出なくなるまで洗浄を繰り返す

(5) Doc's Best Cements 処置
　① Copa-Lite のみをマイクロブラシにて優しく塗布（2〜3回）
　② Doc's Best Cements（粉：1/4カップ）と Copa-Lite（液4滴）の混合液を塗布
　③ Doc's Best Cements を付属の液でガラス練板で練和し、マイクロシリンジ等で注入し健全歯髄面にて硬化させ、歯髄保護も兼ねる。
　④ Doc's Best Cements の硬化を確認後、仮充填や最終修復を行い終了（図8）。

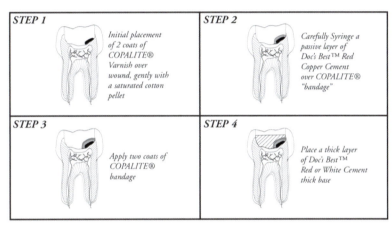

参　考：ドックベストセメント療法の露髄歯への対応法

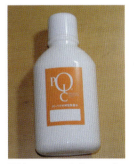
写真5　POIC ウォーター

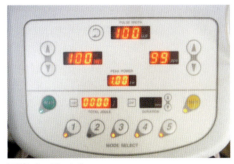
写真6　Mode2

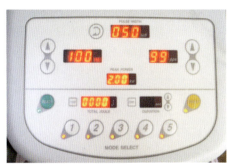
写真7　Mode1

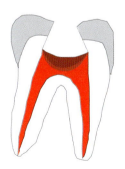
図5　天蓋除去

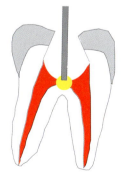
図6　Laser 照射

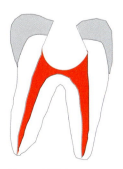
図7　断髄完了

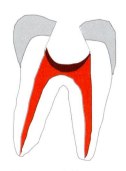
図8　DB 充填

臨床応用編

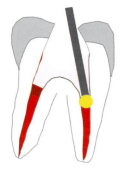
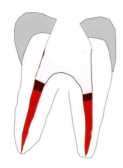

図9　根部歯髄蒸散　　　図10　根部歯髄 DB

このようにドックベストセメントを使用すれば、露髄歯の多くが歯髄保護が可能となった。

2）露髄症例の歯根部歯髄炎症の場合

(1)の露髄歯冠部歯髄炎と基本操作は一緒であるが、診断が必要である。

この項目では重複部分は割愛させていただく。

①天蓋除去：歯髄炎がかなり進行した状態であるため、天蓋をタービン等で完全に除去が必要である。

・天蓋除去後、感染歯髄を直視しながら、レーザーで焼灼・蒸散していくと良い（高周波治療の場合は健全組織になると、焼灼面が白くなるのでわかりやすかった）。
・レーザーの場合は直視で判断が必要になる。
・もし、髄床底付近で健全歯髄が存在した場合は、前述の操作を実施いただきたい。

②根部歯髄の切断法

・以前は根管口からリーマーを入れ、痛みを生じた深さのミリ数を測り、その深さまで焼灼したが、レーザーの場合は前述の痛みと組織の抵抗感で判断して欲しい。
ただし、根管内なので過焼灼・蒸散を避けるため、短時間処置が望ましい（図9）。

③ Doc's Best Cements 処置

・術式はほとんど同様だが、狭い根管内への充填なのでシリンジ等を利用していただくと良い。レンツロの応用も良いと思われる（図10）。

3）非露髄症例の歯冠部歯髄炎症の場合

(1) 診断

非露髄歯髄炎の場合は診断が重要ある。先ずは打診の有無と冷温痛、痛みの種類（拍動痛・自発痛）

①打診（＋）：この場合が最も予後が悪い。しかし、先ずはトライしていただきたい。歯髄の有無は将来の歯牙の寿命に大差があるため！
②温水痛（＋）：この場合が最も適応症となる。
③温水痛・冷水痛（共に＋）：この場合は成功率が期待できるが、可能であれば、食事療法を実施し症状が軽減しない場合にトライしていただきたい。
④冷水痛（＋）：逆に、この場合は断髄処置は回避し、食事療法で90％以上の改善が見込めるであろう。
⑤拍動痛・自発痛：上記の症状に拍動痛や自発痛を鑑みて処置を選択すると良いであろう。

(2) ラバーダム装着・POIC ウォーターでの患部の洗浄

(3) プラズマレーザーシステムのセットアップ

① Mode2（100μs 100mj 99pps）にて急速鈍麻酸化チタン溶液をできるだけ冷やし、レーザー麻酔効果を期待すると良いだろう！

しかし、もしうまく麻酔効果得られない場合は浸潤麻酔も仕方ないと思われる。やはり天蓋除去には確実な麻酔効果が要求される。

② Mode1（50μs 100mj 80～99pps）にて断髄処置この際にはスリーウェイシリンジ（Hocl pH6.5 20ppm 注水下）で術野を確保しながら、少しずつ焼灼・蒸散をすすめる。感染歯髄と健全歯髄の差を見極めながら処置を施すことが重要である。

③ POIC ウォーターにて洗浄

④ Doc's Best Cements 処置

・2)の(1)の露髄処置と同様だが、ここで注意いただきたいのはシリンジを使用しなくとも充填が可能である。その為、下手に加圧すると失敗に終わるのでくれぐれもご注意いただきたい。

コツとしては Copalite 塗布、Doc's Best Cements（粉）と Copalite 混合液塗布は一緒だが、Doc's Best Cements 充填時に2～3回に分けて充填すると良い

だろう。その理由は歯髄への物理的な刺激の回避が必要な為である。

4）非露髄症例の歯根部歯髄炎症の場合

最後の非露髄症例の歯根部歯髄炎であるが、基本的には3）の場合と同様な処置が必要である。しかしながら、現在のところ経験数が少ないため残念ながら成功率はかなり低値である。

5．結　果

それ程、多数の症例を経験している訳ではないが、取り合えず試みる価値は十分にある。今回、各症例においての成功率を算出してみた。ただし、前述のように症例数が少ないため成功率だけで判断され、臨床応用を判断されるのは本意ではない。今回の手法を参考にしていただき読者の皆さんが新たな技術開発をお願いしたい。あくまで歯髄保護が大切であることを念頭に参考にしていただければ嬉しい。

（1）露髄症例の歯冠部歯髄炎症の場合

多少、症状に差があったが、11症例中10症例が術後の症状改善および症状の再発はみられなかった。おそらく、最も簡単で最も遭遇する症例かもしれない。

（2）露髄症例の歯根部歯髄炎症の場合

やはり、これらの症例では、なぜもっと早く来院されなかったのか？悔やまれる。と言うのも成功したか、確認が不可能なためである。術後の経過で1年以内にフィステル形成や症状を発症したのは6症例中2症例であった。もちろん残りの4症例も今度、再発する可能性は十分に考えられる。

（3）非露髄症例の歯冠部歯髄炎症の場合

非露髄症例では、やはりなかなか症例に遭遇するチャンスが少ない。と言うのもほとんどがシュガーコントロールで症状が消退してしまうからである。今回は2症例中1症例が症状が消えなかった。もう1症例もフィステルや根尖病巣は確認できてないが、パルプテスター等での反応は確認できてない。しかし、過去の高周波治療における歯髄切断ではかなり成功を上げていた（正確なパーセンテージは不明だが）。今後、症例を重ねれば良い結果が得られるようなテクニックが開発できるかもしれない。

（4）非露髄症例の歯根部歯髄炎症の場合

当然かもしれないが、非露髄症例の根部歯髄炎の症例数は多かったが、成功率はかなり少ない。このケースのほとんどが激痛と温水痛のみで打診も著しい最悪の状態の歯髄炎であった。17症例中2症例が成功していた。しかも、その成功例2ケースが根管口付近の歯髄に生活反応があった場合のみであった。他のほとんどが根尖付近での生活反応であり、歯牙全体の歯髄が壊疽状態であったため不成功に至ったと思われる。

6．考　察

何と言っても歯髄の重要性を知れば知るほど歯髄保護の意識が高くなる。今回の報告は症例数が少ないため、歯髄保護を目指す歯髄炎に対する新治療法の指針とは成り得ないが、一つのキッカケとなればと思い、執筆を承諾させていただいた。

今回4つの症例パターンから分類し、各々の症状別に処置法を解説した。やはり基本は切削等の侵襲は極力避けたい信条があるので、食事療法を最優先させることが大切である。ここで一番大事なことは歯髄炎の診断である。軽度の歯髄炎で断髄処置に入るのは逆効果であることは想像できると思う。そこで断髄処置に臨む判断基準を考察して終稿としたい。

（1）軽度歯髄炎

・冷水痛（＋）、温水痛（−）

・冷水痛（＋）、温水痛（＋）

これらはほとんどがシュガーコントロールやシュガーカットで消炎可

（2）重度歯髄炎

・打診痛（＋）

・拍動痛（＋）

経験上、上記の2症状に関しては断髄処置に該当するケースが多い。しかしながら、先ずはシュガーコントロールやシュガーカットを実施し、消炎に至らなかった場合のみに実施をお願いしたい。

最後の最後まで諦めずに、この歯髄切断処置が可能であることを念頭に置き、日常臨床に対応していただきたい。

執筆にあたり、㈱エピオスの七谷社長、須田さん、㈱アルテックの古屋さんには多大なるご協力をいただき感謝申し上げ筆を置かせていただく。

症　例

　ドックベスト治療後、セメントの硬化前に圧接したため、歯髄炎を発症。激痛が消退しないので、仕方なく歯髄切断を決行。

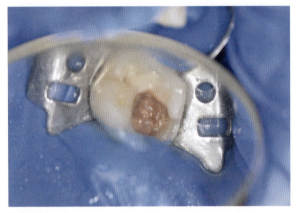

Pulpotomy1
仮封セメント除去後。

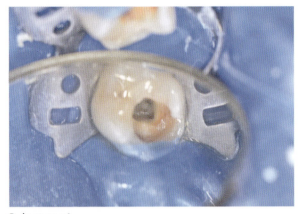

Pulpotomy4
歯冠部歯髄はすべて除去。根管口入口まで蒸散。

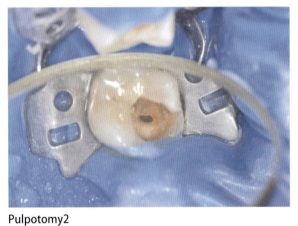

Pulpotomy2
　レーザー麻酔で鈍麻後ドックベストセメント除去。髄角を開放しさらにレーザー鈍麻。

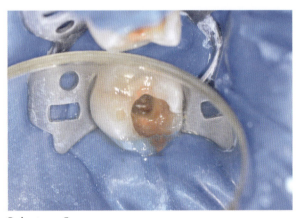

Pulpotomy5
蒸散終了後、POICウォーターにて洗浄。ドックベスト療法で終了。

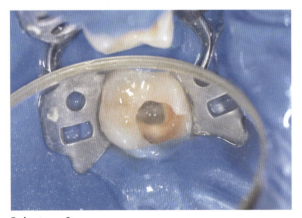

Pulpotomy3
歯髄天蓋をタービンで除去後にレーザーで感染歯髄を蒸散。

歯周病治療への応用

中井巳智代

なかい歯科クリニック

はじめに

　歯周病が、「歯周病原性細菌」による感染により発症・進行するという事実は、現代の歯科臨床において、もはや周知のことであるが、歯周病が感染症であるということが認識されたのは、実はそれほど昔のことではない。

　2014年に英国の国際学術誌「Nature Genetics」に掲載された「古代人の口腔内病原体と宿主免疫」という論文によると、「石灰化歯垢（歯石）は、真核生物、真正細菌、古細菌の全ドメインやウイルスから生体分子を取り込み、数千年間保存している。本論文では、中世のヒトの口腔微生物叢の高分解能での分類学的特徴付けおよびタンパク質機能の特徴付けを行うとともに、口腔が局所性および全身性の疾患の両方に関係する細菌の貯蔵場所として長い間機能してきたことを実証する。」

　そして、「歯石は、直接年代測定が可能で、ほぼ遍在的に存在するので、病原体の活性、宿主免疫および飲食物の同時調査が可能であり、その結果、ヒトの進化をさかのぼって一般的疾患を直接研究できるという研究の展開が可能である」と書かれている。古代エジプトのミイラにも歯周病の病痕が認められ、日本でも平安・鎌倉時代の絵巻物である病草紙にも「歯の揺らぐ男」として歯がぐらついた庶民の男が、用意された食事を前に口を大きく開けて妻にその様子を見せている様や、「口臭の女」として「息の香（臭い）あまり臭くて、一傍らに寄る人は臭さ堪え難かりけり」と、若い下級女官が強い口臭に悩んでいる様が描かれている。

　数千年の時を超え、人類の食や生活習慣が変化してもなお、現代に生きる我々の口腔内にも古代人の口腔内に存在した歯周病原性細菌が存在し、今や歯牙喪失の最も深刻な原因として我々を悩ませているわけである。つまり、歯周病原性細菌は、数千年〜1万年以上も親から子へ、そして家族や取り巻く環境の中で、大きく変化する事もなく受け継がれ、生きながらえてきたと言えるのかもしれない。

　そして、長い間、歯周病は老化や遺伝的疾患の一つとして捉えられ、病態を表わす「歯槽膿漏病」との概念で、その原因もよく解明されてはいなかった。

　しかし、1965年にLöeらによって歯周病はデンタルプラーク中の歯周病原性細菌によって引き起こされる疾患であるということが実験的な歯肉モデルによって実証され、歯周病治療においては、徹底したプラークの除去が重要であるという概念が浸透し始めた。

　さらに、O'Leary、Naylor、DrankeらがPCR（Plaque Control Record）を開発し、染色剤を用いてのブラッシングによるプラーク除去の指標を明らかにした。

　また、1995年にはカトリック大学のQuirynenらが、クロルヘキシジンを応用しながら24時間以内に浸麻下で全顎のSRPを行うfull mouth disinfectionを発表した。その結果、短時間に歯周組織の状態を改善させることができ、ポケット内細菌叢が改善されると報告された。

　日本でも、五味ら[1]の前向きコホート研究により、「one-stage full-mouth SRPを行った群ではBPRsが検出されなかったのに対し、1/3顎ずつのSRPを行った群では術後3ヵ月以内に検出された。また、臨床パラメーターは術後3ヵ月まで、one-stage full-mouth SRPを行った群が1/3顎ずつのSRPを行った群よりも良好な状態を示した。以上の結果から、アジスロマイシンを用いたone-stage full-mouth SRPは臨床的にも細菌学的にも優れた術式

臨床応用編

表1　FMD と分割 SRP のメリット・デメリット

	メリット	デメリット
分割 SRP	・複数回の来院で患者とラポールを築きやすい。 ・モチベーションを維持しやすく、プラークコントロールの安定を図りやすい。 ・1回の治療ごとの患者の身体的負担が少ない。 ・保険適用	・口腔内での相互感染による、処置部位の再感染。 ・抗原の複数回の侵入により、組織侵襲が大きくなったり、壊死が起こる。 ・治癒の遅延・長期化。 ・抗菌薬服用の機会が増える。
FMD	・短時間に口腔内（口腔咽頭窩全体）から歯周病原性細菌をなくすことができる。 ・非治療部位からの再感染（交差感染・口腔内伝播）が防げる。 ・歯周病原性細菌の根絶による免疫力向上。 ・口腔外伝播（ヒトからヒト）も防げる。 ・治療の中断が少ない。	・短期間な施術で治療が速やかなため、患者のモチベーションが上がりきらないことがある。 ・一回の施術時間が長い。 ・菌血症等の懸念がある。 ・治療費が高額。

治療と分割 SRP での治療における、メリット・デメリットを筆者の経験に基づき考えてみた（表1）。

　この中で、最も注目すべき FMD のメリットとしては、「短時間に口腔内（口腔咽頭窩全体）から歯周病原性細菌をなくすことができること」であると考える。逆にデメリットとして、最も考えなければいけないことは「菌血症等の懸念がある」と言うことであろう。

　しかし、この懸念事項を克服する術を持てば、我々の目指すところである、
　　①歯周病治療における大幅な時間の短縮
　　②短時間での細菌叢の破壊による Full mouth disinfection（FMD）の実現化
　　③抗菌薬による副作用を出来る限り避ける
　　④早期における歯周組織の再生
　　⑤メンテナンスによる管理での長期的に安定した予後の確立
の5つの事項を叶えることができ、良好な長期的予後を確立することができるのではないかと考える。

　先述したように、最も懸念される、1ステージ FMD 治療における菌血症の予防に対し、Quirynen らは、口腔咽頭窩にクロルヘキシジンを作用させながら施術を行っている。また五味らは、「内服抗菌薬としてニューマクロライド系のアジスロマシン（AZM）を術前に投与し、全顎の SRP を行なった結

果、極めて短期間に良好な歯周組織の改善がおこなわれ長期間安定した歯周組織を得ることができた。さらに口腔内細菌量をコントロールした上で SRP を行うため、大量の細菌が菌血症として体内に入ることによって生じた FMD 後の発熱を抑えることができること、薬剤の持続時間が長いことから一定期間内に全顎の SRP を終了すれば1回で全顎の SRP を行ったと同等の効果が得られることを示してきた」と述べている（http://www.knt.co.jp/ec/2013/jacp31/session02.html　日本臨床歯周病学会第31回年次大会）。

　しかし、一方で、クロルヘキシジンを粘膜に適用することの懸念や、アジスロマイシンが、薬剤の半減期が長く1週間以上の効果が見込まれ、食細胞に取り込まれて炎症部位に集積するファゴサイトデリバリー効果がポケット内細菌叢に対し有効に働く反面、その副作用や日和見感染に関しても考慮しなければならないはずである。

　そこで、これらのリスクを排除し、有効な手段で1ステージ FMD を成功に導くためのプロトコールを事項で述べていきたい。

1. 水と光のサイエンス

1）電解機能水の臨床応用〜水のサイエンス

　電解機能水とは塩化ナトリウムと超純水を電気分解することによってできた有用な機能を持つ水のこ

であることが示された。」とされる。

　先達者の努力により歯周病は「感染症」であり「歯周病原性細菌の完全なる除去」が必須であることが、臨床の常識となった。しかし、歯周病は、単に外因性感染による感染症ではなく、内因性感染であり、宿主の免疫力に大きく影響されること、複雑にその他の修飾因子が絡み合う疾患であることを理解しなければならない。

　本項では、歯周病治療を一口腔単位としての治療として捉えるのではなく、歯周病菌の完全なる除去を目指すとともに、宿主の免疫力を充実させ、全身の管理を視野に入れた歯周病治療として考えていきたい。

2）患者が求める歯周病治療とは？

・痛くない
・早く治る
・歯が残せる
・良い状態が続く

というのが、歯周病治療に限らず、患者が歯科治療に求めるものであろう。

　歯周病が感染症であり、細菌性バイオフィルムの徹底的な破壊と感染セメント質あるいは細菌内毒素が侵入した象牙質のスケーリングとルートプレーニングこそが治療のセオリーであると言うのは言うまでもないが、一般的に行われる分割治療（全顎を4〜6分割してスケーリング・ルートプレーニングを行う）の場合、一旦、感染を取り除けたとしても、同一口腔内のまだ治療の完了していない部位からの再感染を引き起こす高い可能性がある。

　特に、重度の歯周病においては、Red complex（P.g. T.f. T.d. 菌）やA.a. 菌の感染が顕著な場合が多く、悪性度の強いこれらの菌が、長期間にわたる分割治療の過程で、再感染を繰り返すことは想像に難くない。つまり治癒に至るまでに長い時間を要するわけである。さらに治療の過程で炎症部位の施術には時として痛みを伴い、浸麻下での処置を避けられないこともある。

　そして、一旦、治癒を見た部位からの再感染により、慢性的に進行した炎症が骨の破壊を生み、歯牙の保存が困難になる場合も少なくない。

　これらは、患者が求める、痛くない、早く治る、歯が残せる、良い状態が続くという歯科治療に対する要望からは大きくかけ離れたものではないだろうか。

2. 1Stage Full mouth disinfection の目指すもの

　そこで、本稿では、以下の5つの項目に着目し、全顎のSRPを一度に行った場合の有効性を、分割SRPを行った場合と比較、検証していきたい。

①歯周病治療における大幅な時間の短縮
②短時間での細菌叢の破壊によるFull mouth disinfection（FMD）の実現化
③抗菌薬による副作用を出来る限り避ける
④早期における歯周組織の再生
⑤メンテナンスによる管理での長期的に安定した予後の確立

　FMD治療とは、1995年にQuirynen Mらが提唱した歯周病の治療法である。通常の4〜6回に分けて行われる分割型の歯周病治療では 口腔内での再感染により遅々として治癒に結びつかないことが多く見られるため、1回（1日）もしくは48時間以内に歯周病原性細菌を機械的に破壊、除去し、歯根面の滑沢化を図ると同時に舌や口腔粘膜等に付着している歯周病原性細菌を除去あるいは抑制させることにより口腔内における細菌の伝播を防ぐ治療である。

　また、Quirynenらは菌血症を予防する手段として口腔咽頭窩全体、及び舌に対してクロルヘキシジンを用いて、施術を2回のステージに分けた場合と1ステージの施術の場合との血清CRPや白血球数など血液学的パラメーターの比較実験等も行い、その2つに有意差は見られなかったとしているが（http://www.ncbi.nlm.nih.gov/pubmed/18333594）1ステージFMDには細菌の総菌数の減少といった、2ステージFMDに勝る多くの利点があると結論付けでいる。また、存在する歯周ポケットからの相互汚染の防止は可能になり、来院の頻度が減るため、患者と臨床医にとって、快適で無駄がなく、低い迎合性患者に対しては、理想的な処置アプローチとして仮定されるかもしれないとある。しかし、臨床医は、実際的な問題点、関連した患者の全身疾患や患者のモチベーションと信頼関係を考慮し、臨床症状に基づく処置様式を選ばなければならないと結論付けている。そこで、FMD

と定義するが、ここでは、主に消毒・殺菌効果の高い電解酸性機能水（POIC ウォーター）について述べる。電解酸性機能水は殺菌力の高い次亜塩素酸を多く含み、塩素系漂白剤（次亜塩素酸ナトリウム）などのアルカリ系消毒剤と異なり、低い有効塩素濃度で使用できるため手荒れや塩素臭が少なく、粘膜への刺激は軽微であり、経口による急性毒性、細胞毒性はなく、溶血試験も問題がないというデータを有する。

そして、強い殺菌力を有しながら、抗菌剤の長期投与で懸念される耐性菌をつくらないという特性もある。電解酸性機能水の中の次亜塩素酸が殺菌力の主体と考えられるが、次亜塩素酸（HClO）の殺菌メカニズムはいろいろな機関で研究されており、現在、以下の説がある。

まず、細菌の細胞膜に浸透し、細胞に不可欠な呼吸系酵素を破壊することで、細胞の同化作用を停止させる。そして、細菌の細胞組織のタンパク質やアミノ酸に作用して、その化学的性質を変質させたり、分解したりする。

他の殺菌剤では、このように細胞膜に浸透して効果を上げるものはなく、このため、高濃度次亜塩素酸の電解機能水は耐性菌をつくりにくいと言われている。

また、pH により有用性が変わってくるため、その特性により用途を考慮し使用すると良い。

筆者は、殺菌効果の期待でる微酸性電解機能水（ユニットに還流）とタンパク分解能を高く有する微アルカリ性電解機能水（超音波スケーラーや含漱用）を用途に応じ使い分けている。

以上の様な電解機能水の特性を応用し、口腔咽頭窩の歯周病原細菌の破壊を試みるとともに 1StageFMD を施術する上での懸念事項である菌血症の予防に有効活用することとした。

施術に際し、取り入れたシステムとしては　診療室の全ユニットの水を一定濃度（20ppm）の次亜塩素酸水が出るよう設備を配し（残留塩素補正消毒システム）、施術中、スリーウェイシリンジで術野を洗浄する場合や患者の嗽も、患者の口腔内に入る水は全て電解機能水によって行えるようにした。

現在、歯科治療用ユニット内部で 使用されてい

図１　次亜塩素酸水の殺菌機序

①微酸性電解機能水
残留塩素濃度 10-20ppm・pH6.5
殺菌力 ＞ タンパク分解洗浄力

②微アルカリ性電解機能水
残留塩素濃度 500ppm・pH9
タンパク分解型除菌水
HOCL 12.5ppm+OCL- 487.5ppm
殺菌力 ＜ タンパク分解洗浄力

図２　PH による機能水の分類

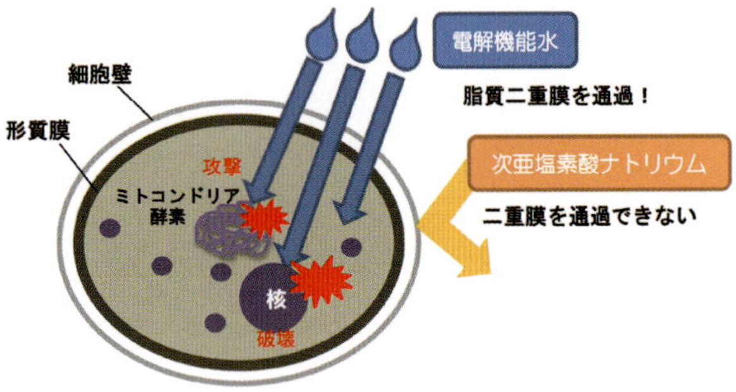

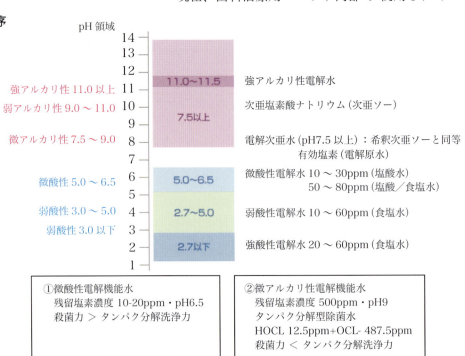

表2　電解機能水（次亜塩素酸水）の殺菌活性

微生物・ウイルス		次亜塩素酸水 (40ppm)	次亜塩素酸Na (1,000ppm)
グラム陽性菌	黄色ブドウ球菌（Staphylococcus aureus）	◎（10秒）	◎（10秒）
	MRSA（メチシリン耐性ブドウ球菌）	◎（10秒）	◎（10秒）
	セレウス菌（Bacillus cereus）	△（3～5分）	△（3～5分）
	結核菌（Mycobacterium tuberculosis）	△（2.5分）	▲（30分）
	その他の抗酸菌	△（1～2.5分）	▲（2.5～30分）
グラム陰性菌	サルモネラ菌（Salmonella Enteritidis）	◎（10秒）	◎（10秒）
	腸炎ビブリオ菌（Vibrio parahaemolyticus）	◎（10秒）	◎（10秒）
	腸管出血性大腸菌（Escherichia coli O157:H7）	◎（10秒）	◎（10秒）
	カンピロバクター菌（Campylobacter jejuni）	◎（10秒）	◎（10秒）
	緑膿菌（Pseudomonas aeruginosa）	◎（10秒）	◎（10秒）
ウイルス	ノロウイルス（ネコカリシウイルス）	◎	○
	インフルエンザウイルス（2009年新型含む）	◎（10秒）	◎（10秒）
	エンテロウイルス	◎（10秒）	◎（10秒）
	ヘルペスウイルス	◎（10秒）	◎（10秒）
真菌	カンジダ（Candida albicans）	◎（10秒）	◎（10秒）
	黒カビ（アスペルギルス；Aspergillus niger）	△（5分）	×（120分）
	青カビ（ペニシリウム；Penicillium cyclopium）	△（5分）	×（120分）

殺菌効果または不活化効果：◎（即効）＞○＞△＞▲＞×（無効）
引用：強電解水企業協議会編「強酸性電解水使用マニュアル2002」「微酸性電解水使用マニュアル2002」
機能水研究振興財団発行「次亜塩素酸水生成装置に関する指針 第2版-追補」

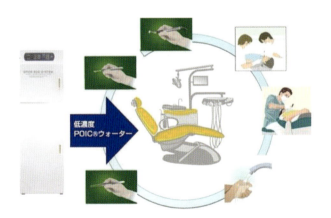 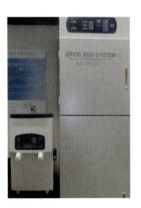

図3　残留塩素補正消毒システムによる院内水質汚染対策

る配水チューブは、そのほとんどがポリウレタン樹脂を使用したチューブである。しかし、これらのチューブはコストを抑えることはできるが、その材質の特徴により、様々な問題点が指摘されている（成分溶出・薬品耐性・内壁の粗面性・発がん性ほか）。その中で最大の問題は、水道水を通水した時の残留塩素濃度の消失による細菌類の繁殖や、ユニット給水ラインがつまり、汚染された状態のチューブ内を水が還流しているという現実である。

これらの問題の解決策として、チューブ内面に

臨床応用編

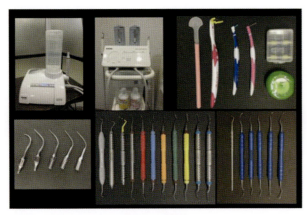

図4　1 Stage FMD で用いる器具

フッ素コーティングを施した透明のチューブ（衛生状態を確認できる）を使用することにより、バイオフィルム生成の抑制効果を期待するとともに、20ppm の次亜塩素酸水を還流させることで、衛生的な診療環境を提供することができる。施術中の菌血症を防ぐ上でも意義のある事と考える。

つまり、極力、無菌化された状況下での FMD 治療を行うための環境を作り出すことが肝要であると考えた。

また、超音波スケーラーを用いての歯肉縁上、縁下歯石の除去をする際に使用する水は、500ppm に保たれた POIC ウォーターを外付けのボトルに貯えて使用し、施術中に歯周ポケット内の連続除菌を図りながら、完全な機械的歯石の除去とデブライドメントをめざした。

その他の器具も完全に滅菌されたものを用い、患者の口腔内の状態、症状に合わせ、超音波スケーラーチップや、キュレット、歯周プローブ、研磨用器具、ブラッシング用ツールを組み合わせて準備することとした。

これらの準備が整うことにより、極力、無菌下での施術が可能になり、施術中も連続的に電解水によって口腔内細菌の破壊除去が可能になるのではないかという仮説を立てた。

3. プラズマレーザーシステムの臨床応用
　　　　　　　～光のサイエンス～

1) 疼痛緩和と光殺菌・蒸散、
　　　治癒促進を目的としたレーザーの応用

FMD 治療を成功に導くためには、バイオフィルムの破壊と徹底した歯肉縁上、縁下の機械的歯石の除去、感染セメント質の除去および根面の滑沢化を行うことは言うまでもない。

しかし、重度の歯周炎、急性期における炎症部位の施術に際しては炎症性サイトカインの上昇が顕著となり、痛み、腫脹、出血を伴うためスケーリング・ルートプレーニングの時の浸潤麻酔や施術に充分な注意が必要とされる。

そこで、可及的に浸潤麻酔を使用せず、施術中の疼痛を緩和し、さらに炎症の拡大を予防しながらスケーリング・ルートプレーニングを行うために、プラズマレーザーシステムによる、表面麻酔効果、鈍麻効果、光殺菌効果を応用した施術方法について述べていきたい。

日レ歯誌の中で山口らは、「日常歯科臨床において遭遇する疼痛に対して、高出力レーザーを使用して疼痛緩和効果が得られる」と述べ、「特に組織透過型レーザーの中でも Nd-YAG レーザーにより疼痛緩和効果が得られる」とし、関根らのアフリカツメガエルの触覚神経線維束に Nd-YAG レーザーを照射することにより神経放電を可逆的に抑制することが出来た実験結果について掲げている。また、象牙質知覚過敏抑制効果についても、照射により開口した象牙細管が閉塞され充分な疼痛緩和効果が期待できるとしている。

一方で、Nd-YAG レーザーの歯科の臨床応用に際し、十分に注意を払わなければならないのが、その深達性や過剰照射による生体組織の損傷といったところであろう。

そこで、我々が使用したのが、プラズマレーザーシステムである。

このレーザーは、高出力 Nd-YAG レーザーに酸

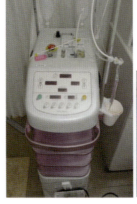
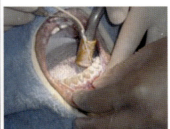

図5　プラズマレーザーシステム

歯周病治療への応用

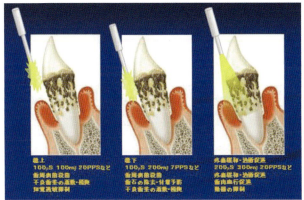

レーザー照射のイメージと効果　　　　　　　　　　　酸化チタン懸濁液のメリット

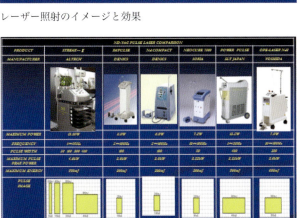

図6　様々なレーザーの特性　　　　　　　　　　　　　　　　　　　　　　　　　　　　　　※資料提供：アルテック

化チタン溶液を反応させ、高温のプラズマ光球体を作り出して、その熱エネルギーを生体に伝えることにより、歯肉粘膜の表面麻酔効果、歯髄に対する鈍麻効果、歯肉退縮部位の知覚過敏症に対する疼痛緩和効果、光殺菌効果が期待でき、またエナメル質の耐酸性促進による齲蝕予防効果も期待できるとされている。

ファイバーの先端加工と酸化チタン溶液の作用によりこれまでの歯科用レーザー機器では不可能だった高温のプラズマ光球体を作り出すことが可能になり従来の歯科用レーザーよりも高いエネルギによるレーザー麻酔効果が高く、さらに、先端がチタンに反応し散乱光となり、また溶液による冷却を同時に行えることで、熱による痛みや過剰な組織深達による健康な組織へのダメージを抑制することができる。そして、レーザー照射時間（パルス幅）を可変させる事により、鈍麻、軟組織の蒸散切開から止血、創傷治癒促進、異種金属同士の口腔内溶接まで1台

で多くの臨床応用が可能であり、また、冷却効果によって、施術中、患者はほとんど痛みを感じることなく患者にとって優位性の高いレーザーと言える。

上図の様に、パルス幅を可変させることで、同じ熱エネルギーでも、異なる効果を期待できるため、症状や口腔内の状態に応じて設定を変えることが可能である。

FMD治療の実際の施術においては、
①施術前の鈍麻
②歯肉切除
③歯周ポケット内縁上皮の蒸散
④止血・凝固
⑤知覚過敏症状の緩和
⑥組織の治癒促進
に用いることを主な目的とする。

出力の設定の基準は表に示すが、口腔内の炎症の状態、患者の疼痛の感じ方のの違いを考慮し、適宜設定を変更していくことが大切であると考える。

99

臨床応用編

4. 1Stage FMD
（Full mouth disinfection）の実際

1）治療決定のためのディシジョンツリー

　まずは、FMD治療が適応であるか否かを考慮し、決定するためのディシジョンツリーを考えてみた。

　実際に当院で行われる、FMD治療は黄色で囲った範囲内に適応する患者に施術することが多いようである。

　注意を要するのは、何らかの全身疾患や免疫異常が認められる患者で、細菌検査の結果、歯周病原子細菌の高度な活性が認められ、菌血症などに対してのリスクの高い患者である。

　また、治療が長時間に及ぶため、全身の免疫力や体力が著しく低下している患者も十分な配慮が必要である。

　その場合には、施術をいくつかのステージに分けて、あらゆるリスクを排除し行うことが大切であると考える。

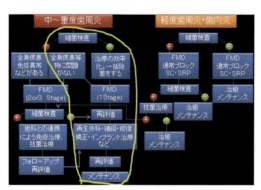

図7　治療方針決定のディシジョンツリー

2）抗菌薬の投与について

　前投薬として抗菌薬を用いることはほとんどないが、易感染性にあると考えられる患者、特に医師からの服薬を支持されている患者に対しては、指示に従い服薬を継続し、また、術前の細菌検査に基づき、経口抗菌薬を投与する。また、強い炎症部位に対してや限局性の深いポケットにたいしては、LDDSと

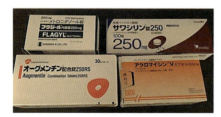

図8　使用している経口抗菌薬

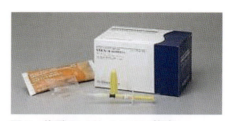

図9　塩酸ミノサイクリン軟膏

しての塩酸ミノサイクリン軟膏を用いることもある。

3）術前の細菌検査について

　治療に入る前、できれば、何らかの抗菌剤を服用せず、歯周基本治療を受けていない時期に細菌検査を行うことが望ましい。歯周病は、歯周病原性細菌による感染に、その他の因子（宿主の抵抗力、生活習慣、悪習癖、ストレスなど）が複雑に絡み合った多因子性の疾患であることは先に述べたが、特に、中等度〜重度の歯周炎において、また、侵襲性の歯周炎においては細菌の感染によるところが大きな割合を占めることから、細菌の特定をし、また、再評価時、次のステップの治療（補綴処置、矯正、インプラント、義歯作成など）に移行する際には口腔内細菌の改善を確認することが非常に重要であるといえよう。特に侵襲性の歯周炎と疑え在れる場合や全身疾患による免疫力低下の患者に対する診断、そしてこれまでの歯周基本治療で良好な結果を得られなかった患者に対し、治療の方針を決定づける上で重要な検査であると考える。また、実際の分析結果や細菌の動画を患者に認識させることにより、口腔内の現状を把握し、モチベーションを高める上でも、大変効果的である。

①位相差顕微鏡による細菌の観察
　　患者の口腔内から採取したデンタルプラーク

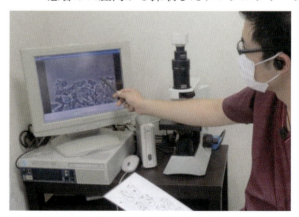

図10　位相差顕微鏡による細菌の観察

を位相差顕微鏡によって観察すると、細菌存在と動きを観察することが出来る。炎症の急性期や重度の歯周炎の患者から採取された検体からは活動性が高い大量の細菌が観察されることもあるが、位相差顕微鏡によって特定されるものは

- どのような種類の細菌が多くみられるか
- 細菌はどの程度存在するのか
- 細菌の活動状態はどうか

というところに止まると考える。しかし、量的緩和や活動性の低下は、治療の成否を決定する上で大切な要素になり得ることであり、また実際の動画を患者自身に確認してもらうことにより治療に向かう際のモチベーションとなることに違いはない。施術前後、また補綴治療に入る前の評価のツールとして、患者の動機づけとしての使用ということを奨める。

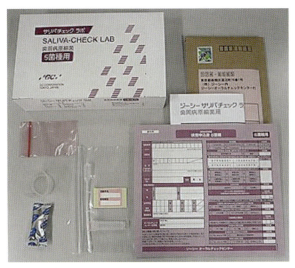

図11　ジーシー・サリバチェックラボ

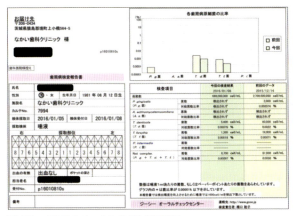

図12　リアルタイムPCR結果表

②リアルタイムPCR法

ある目的とする塩基配列をもった歯周病菌の特異的DNA を polymerase chainreaction (PCR)によって増幅して検出することによって、局所での細菌の存在を知る方法である。微量の細菌のDNAを短時間のうちに増幅させ塩基配列の解析に用いることが出来るので細菌の同定には極めて有効な手段である。しかし、検体中の細菌の生死を問題としないため、生菌の存在は確定できない。感度は高く、少ない細菌からも検出が可能なので、予後の判定や治療方針の決定、抗菌薬投与の可否についての一助となる。

4) 細菌検査の結果に基づく治療方針の決定

細菌検査の結果から、どのような細菌種が患者の口腔内に多く存在するかを確認し、その細菌が引き起こす病態についいても考慮に入れ、今後の治療方針を決定する(表3参照)。

また、歯周病が多因子性の疾患である事を十分に考慮に入れ、その発症機序の中で、病因因子だけでなく、宿主因子にも十分に注視しなければならない。特に1StageでのFMDを施行するにあたっては、細菌の総菌数や菌種、症状と口腔内所見とともに患者、つまり宿主が抱える問題因子や環境因子に配慮し、ハイリスク患者においては、菌血症を予防するため、時に抗菌薬の術前投与も必要となってくるかもしれない。しかしながら、本来、抗菌薬によって歯周病を治癒せしめるわけではなく、抗菌薬は歯周病原細菌に対し一時的効果をもたらすものと理解し、急性炎症の緩解や外科的治療の感染予防のために用いるに止め、薬剤アレルギーや、副作用についても十分に熟知し投与する必要があると考える。

翻って、菌血症を予防し、施術後の良好な予後を得るためには、徹底した歯周病原細菌および起炎物質の除去であり、二次感染等を防ぐ、安全な環境下でのポケット内細菌層叢を正常に近づける努力である。家庭内での口腔ケア、術前の口腔ケア、スケーリングやSRP時、そして術後の治癒期のあらゆる機会に感染のリスクを引き下げるために、抗菌薬に頼ることなく、先述したPOICウォーターの殺菌効果を応用し、より安全に治癒につなげたいと考えた。

以上の様に、細菌検査の結果から得た情報やその

臨床応用編

表3　歯周病関連性細菌に対する抗菌剤の抗菌力

菌種	特徴	βラクタム系 サワシリン	βラクタム系 メイアクト	βラクタム系 フロモックス	キノロン系 ジプロキサン	キノロン系 クラビッド	マクロライド系 クラリス	マクロライド系 ジスロマック
A.a	侵襲性歯周炎への関与？	0.5〜1	0.008〜0.5	0.06〜1	0.008〜0.016	0.016〜0.03	0.5〜64	0.25〜0.5
P.g	慢性歯周炎に多くみられる。歯肉の炎症、骨吸収に関与	0.008〜0.016	0.002〜0.016	0.002〜0.016	0.25〜1	0.12〜0.25	0.03〜0.06	0.25
T.f	トリプシン様酵素やシアリターゼ毒素を持ち、P.g菌、T.d菌と共に検出されることが多い	0.03	0.012	0.12	2	1	64	1〜16
P.i	女性ホルモンとの関連性。思春期性歯肉炎や妊娠性歯肉炎に関与	0.06	0.25	0.12	1	0.5	0.06	1
Streptococcus	バイオフィルムの初期の形成過程に関与	0.03〜0.06	0.008〜0.06	0.016〜0.12	2〜4	1〜2	0.03〜0.06	0.25〜0.5

（歯周病関連細菌に対する各種抗菌剤の抗菌力について　2005年　前田ら）

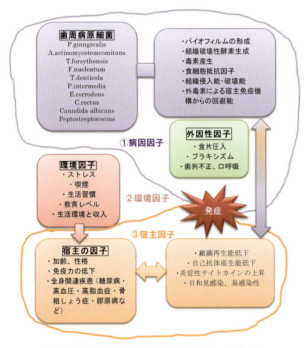

図13　歯周病発症の機序

他のリスク因子を十分に検討し、特に重度の広汎性歯周炎の患者や侵襲性歯周炎の患者、また通常の治療では治療の効果が期待できないと判断される患者に対しては、口腔内相互感染のリスクや一括除菌による宿主の免疫力の向上を期待し、FMDで治療の効率化を図る事を奨めたい。

5. FMD治療の流れ
（STEP 1）問診およびカウンセリング

主たる症状についての問診・全身的、局所的な症状の確認
内科的疾患、既往歴の問診
投薬歴、薬剤アレルギーについての確認

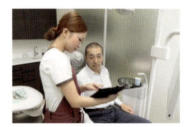

図14　術前の徹底したカウンセリングを行う

・家族歴（糖尿病、免疫疾患の有無、病歴）について
・患者の生活環境、生活習慣、喫煙歴などについて確認
・患者の理解度、教育レベルについて

・職業や社会的地位についての聞き取り
・家族内での治療に対する理解度、決定権を持つ家族についての聞き取り

(STEP 2) 口腔内諸検査・X線診査・細菌検査

治療計画を立案する上で、各種臨床検査及び細菌検査は大変重要である。また、患者自身が口腔内の状態をしっかりと把握し、治療過程での変化を理解するためにも、治療に入る前の検査資料の採取は必須である。

細菌検査は、原則的には治療に入る前の口腔内で行うのが望ましい。患者に充分な説明をし、治療介入前の検査データが必要であることを伝える。

そして、治療が進んだ段階で、再評価時や歯周外科治療、補綴、インプラント治療に入るなどのタイミングで比較検査を行うことが、それぞれの段階での治療の不成功というリスクを避け良好な予後を得るためにとても重要である。

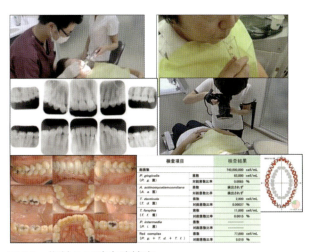

図15　術前の口腔内諸検査

(STEP 3) 検査結果に基づく診断と
　　　　治療計画の立案、コンサルテーション

すべての検査結果が出そろったら、検査結果を照らし合わせ、個々の患者のリスクを厳密に評価し、ブロックSRP治療とFMD治療のメリット、デメリットを考慮した上で治療計画の立案を行う。特に1StageのFMD治療を提案する際には、患者や家族の十分な理解と、治療に臨むモチベーションが備わっていることが治療成功の大切なポイントであると理解する。

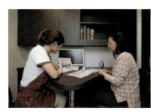 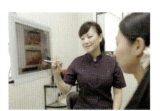

図16　充分なカウンセリングを行う

(STEP 4) 薬剤のアレルギーについての確認

使用薬剤(POICウォーター、抗菌薬、歯磨剤等)についてのアレルギーの有無の確認と過去にアナフィラキシーショックなどの既往のある患者には、パッチテストやスクラッチテスト、皮内テストなどを行うことを奨める。電解機能水・POICウォーターは特有な味(プール臭)が有るので持続的な使用に耐えられない患者は施術が困難となる為、予め使用の可否を確認する必要がある。

(STEP 5) 抗菌薬の投薬についての確認

前述したように、極力、抗菌薬の使用は避けたいところであるが、医師からの服薬指示のある患者、ハイリスクな患者に対しては術前約3週間前より、細菌検査結果を検討し、投薬を行う。

(STEP 6) 術前の口腔内清掃

プラークや歯石の付着量が著しく多い場合や、歯周組織が強い炎症状態を呈し、痛みの強い場合などは術前処置として服薬による炎症のコントロールと共に、プラークコントロール、歯肉縁上歯石の除去などを行う。

これは、FMD治療において全顎のSC・SRPを行

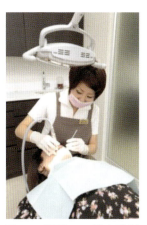

図17　術前の口腔内清掃

うにあたり、菌血症を防ぎ、また施術中に容易にレーザーによる鈍麻効果が得られやすい、安定した予後を得やすいなどの効果がある。できれば、FMD治療の前日などに来院してもらい、徹底した衛生士による術者磨きと電解機能水による含漱を行っておくと良い。

（STEP 7）1StageFMD治療のためのレーザー鈍麻

チタン乳液をファイバーの先から十分に噴出させながら、レーザーによる鈍麻（施術部位の感覚・知覚を鈍化させる）を施す。

同時に歯周ポケット内の光殺菌効果も得ることが出来る。レーザー照射時の痛み（接触痛、熱疼痛、直達光による痛み）に注意しながら、振り子様に歯頸部、歯ポケット内に連続的に照射する。

（100μs-100mj-55pps ➡ 200μs-300mj-43pps）

チタン乳液による冷却と光の乱反射で、パチパチと軽くゴムで弾かれた程度の刺激でそれ程の痛みを感じることはない。

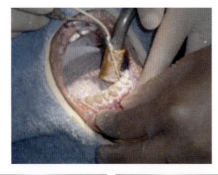

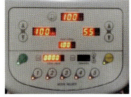 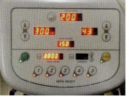

図18　レーザーの鈍麻モード

（STEP 8）電解機能水による　　　　　　　HOTイリゲーション・スケーリング

45℃〜50℃くらいのぬるま湯（HOT高濃度次亜塩素酸水）で歯周ポケット内の洗浄と超音波スケーラーでの歯肉縁上の歯石除去を行う。

歯周ポケット内細菌を、瞬間連続殺菌すると同時に歯肉縁上、縁下の歯石を機械的に除去する。

電解機能水は、低温よりも50℃前後の方が殺菌効果が高いとされるため、ペットボトルカバーなどを利用し、温度を一定に保つ工夫をする。

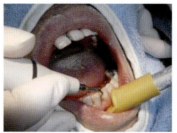 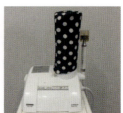

図19　POICウォーターによるHOTイリゲーション

（STEP 9）電解機能水による　　　　　　　HOTイリゲーション・スケーリング

さらに、歯根面についた歯石も専用の器具を用いて徹底的にルートプレーニングを行う。レーザーや電解機能水の殺菌効果のみに頼るのではなく、やはり、徹底した起炎物質の除去が必須と考える。口腔内の状態によって様々ではあるが、患者の疲労度を確認しながら、妥協のない、縁下歯石の除去と根面の滑沢化を図ることが重要である。レーザー照射で鈍麻が効いている状態なので、ほとんどの患者が痛みを訴えることはない。

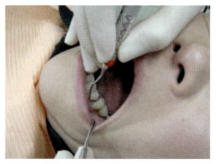

図20　歯肉縁下の歯石および起炎物質を徹底除去し、根面の滑沢化を図る

（STEP 10）ハンディジェットによる歯面清掃

歯面に超微細なグリシンパウダーを、ハン

ディジェットで勢いよく吹き付け、頑固なステインやバイオフィルム、歯間にこびり付いた着色を飛ばしていく。グリシンはモース硬度が象牙質よりも低いため、歯面に対するダメージが少なく、エアーの力でラバーカップなどでも届きにくい部分の歯面清掃を効率よく行うことができ、滑沢な仕上がりとなる。

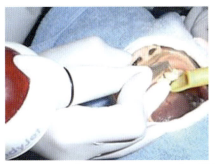

図21　ハンディジェットによる歯面清掃

（STEP 11）機械的歯面清掃

　ポリッシングブラシ、ラバーカップなどを用い、最終仕上げの機械的歯面清掃を行う。筆者はPMTCにオーラループ4⁺を用いている。この歯磨剤は短鎖・中鎖・長鎖のポリリン酸が配合され、研磨作用・コラーゲン産生促進・創傷治癒促進・抗菌作用を得ることができる。また、塩化マグネシウムやイオン化カルシウムの働きで歯質強化も期待できる。終了後は再度、電解機能水による歯周ポケット内の洗浄を行う。

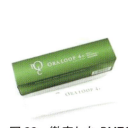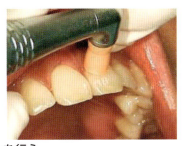

図22　徹底したPMTCを行う

（STEP 12）フッ素イオン導入

　きれいになった歯面に、トレー法によるフッ素塗布を行う。イオン導入によりよりフッ素を取り込みやすくし、エナメル質の再石灰化を促進する。歯周病原細菌の破壊、除去とともに、齲蝕原因菌の除去と歯の再石灰化を図ることで、口腔内の二大疾患に対する大きな予防効果が期待できる。

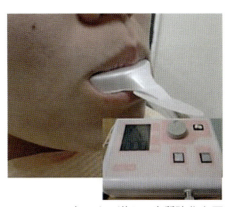

図23　フッ素イオン導入で歯質強化を図る

（STEP 13）LLLT（Low Level Laser Therapy）

　LLLTによるレーザー照射で歯肉・口腔内の血流を活性化し、施術後の歯周組織の創傷治癒促進と低下した免疫力の回復や疼痛除去・疲労回復を促す。

　長時間の開口により疲労した開口筋群や顎関節の疼痛緩和に有効である。

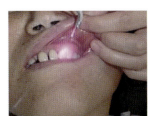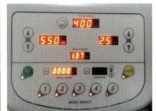

図24　LLLTの照射で組織の治癒促進を図る

（STEP 14）リラクゼーションタイム

　すべての施術の最後に、ガムマッサージをし、歯肉の血行促進と唾液分泌促進を図り、さらにホットタオルで、長時間の施術で疲労した首回りや頬部、お口回りを軽くマッサージする。リラクゼーション効果が高く治療後の疲労回復にもつながる。

臨床応用編

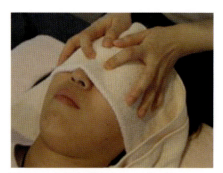

図25　リラクゼーションタイム

（STEP 15）施術後診査

　FMD 施術後約 7 日〜10 日で術後の診査を行う。口腔内写真撮影、位相差顕微鏡による細菌の量と活動性の確認、リアルタイム PCR 法を用いての 5 菌種の検査、口腔内のチェックを行うとともに、衛生士によるホームケアの確認をし、患者にメンテナンスの重要性を再度説明する。

　さらに通常、概ね 4 ヵ月以上を経過して再評価を行い、PPD、アタッチメントレベル、BOP、動揺度などのついての診査、X 線診査により治癒の評価をする。また、術後 4〜6 ヵ月では再感染も常に視野に置き定期来院による、口腔内チェックとホームケアの確認を行い、細菌検査で再感染の有無を確認する。しかし、ほとんどのケースで 4 ヵ月の期間を待たずに、歯周組織の改善を確認することができ、次の治療のステップに移行できることが多い。

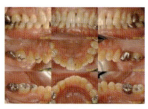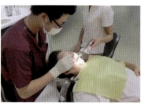
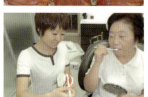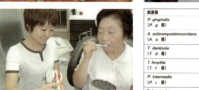

図26　施術後の診査

6. ケースプレゼンテーション

〈症例 1〉患者データ
歯科恐怖症の広汎性慢性中等度歯周炎の女性
- 初診：2010 年 4 月 7 日
- 45 歳　女性
  主訴：
  　右下の歯が痛む。歯肉から出血がある。歯が浮いた感じがしてよく噛めない。
  口腔内所見：
  　全歯にわたり多数の歯石の沈着と歯肉の発赤・腫脹、強い口臭およびプロービング時の出血を認める。
  全身的所見：
  　内科的疾患は特にないが、子供の不登校の問題等、家庭的要因での精神的ストレスを長期間感じている。
  喫煙歴：なし
- 治療に対する希望：右下奥歯の痛みだけとって欲しい。長期の通院は望まない。痛い治療はしたくない。

　プラークコントロールは不良で。ブラッシングは 1 日 2 回、朝食後と夕食後に約 3 分ほど行っている。歯ブラシ以外の補助的清掃器具は使用していない。特に歯列不正部位に大量のプラークと歯石の沈着を認める。位相差顕微鏡での細菌の観察をしてみると、T.d. 菌や桿菌類が活発に動く様子が確認できる。

　全額的に歯肉の発赤・腫脹があり、12・11 間は歯肉肥大が顕著で、プロービング値は平均的に 4mm 以上、49.2% の部位で 4〜6mm であった。

　出血・排膿とともに強い口臭、歯肉縁上・縁下に多量の歯石沈着が認められた。X 線診査においては水平型骨吸収と部分的に垂直形骨吸収が認められた。プロービング時の出血は 64.2% あり、本人もブラッシング時の出血により異常に気付き来院したと話す。

　口腔内の所見から、歯周病原性細菌の関与が疑われたため、左下 5 番舌側よりサンプリングを採取し、リアルタイム PCR 法による細菌の同定を行うこととした。

　患者は歯科治療に対し強い恐怖心を持ち、「歯周病であるかもしれない」と感じながらも、受診を躊躇していた。また、育児や子どもの教育問題の上での悩みから、長期にわたりかなりのストレスを感じていた上に、日常の多忙から口腔ケアを怠っていたと話している。治療に関しては出来る限りの治療中

歯周病治療への応用

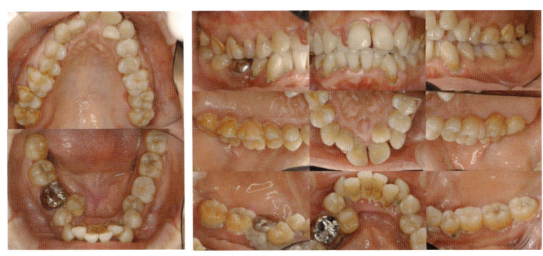

図27 施術前の上下顎咬合面観と口腔内9分割写真
　初診時口腔内写真：全歯にわたる多数の歯石沈着、特に主訴部位の右下6舌側の歯石の沈着が、顕著である。右上前歯部の歯肉はポリープ状に腫脹し易出血性にあり、強い口臭を放つ。

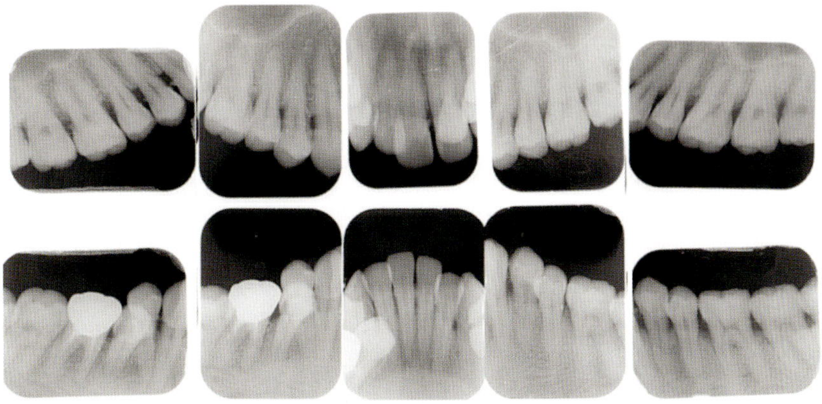

図28 初診時歯周精密検査とデンタルX線写真

の痛みの軽減を望み、また、治療回数を少なくして欲しい事を強く訴えていた。内科的要因や服薬などはなく、喫煙歴もない。歯列不正に関して、歯周病に対するリスクを説明するも、経済的理由と治療期間の問題から、矯正治療は望まないとの回答を得た。
　患者とのカウンセリングの結果、1-Stageでの

107

臨床応用編

表4 リアルタイム PCR 法による歯周病原細菌検出の比較（初診時―施術後再評価時）

検査項目	菌　数 初診時	菌　数 再評価時	対総菌数比率 初診時	対総菌数比率 再評価時
総菌数	2,100,000,000cell/ml	560,000,000cell/ml		
P.ginngivalis（P.g. 菌）	6,200,000cell/ml	37,000cell/ml	0.30%	0.0065%
A.actinomycetemcomitans（A.a. 菌）	検出されず	検出されず	検出されず	検出されず
T.denticola（T.d. 菌）	180,000cell/ml	5,600cell/ml	0.0087%	0.0010%
T.forsythia（T.f. 菌）	79,000cell/ml	2,500cell/ml	0.0038%	0.00044%
P.intermedia（P.i. 菌）	----------	----------	----------	----------
Red complex（P.g. + T.d. + T.f.）	6,500,000cell/ml	45,000cell/ml	0.31%	0.0079%

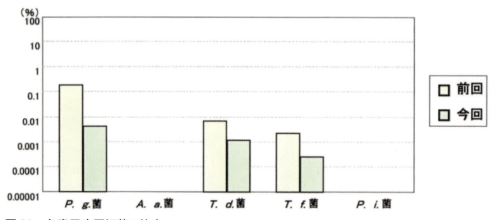

図29　各歯周病原細菌の比率

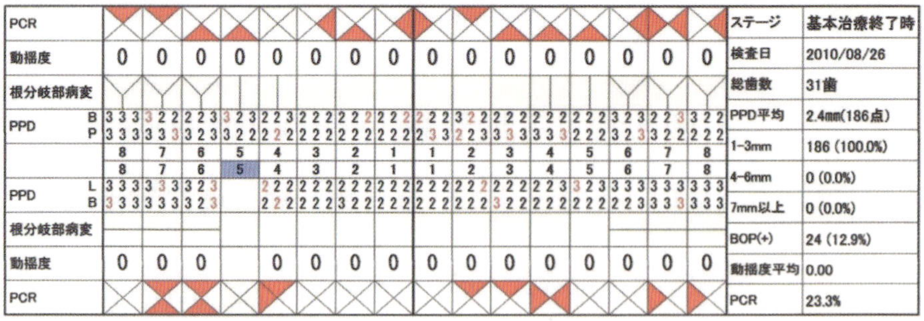

図30　再評価時歯周精密検査

FMD 治療を行い、最もブラッシングがしにくい右下5は、抜歯とし、右下6はプラークコントロールのしやすいセラミック冠にすることとした。

患者の全身的所見から、特に抗菌薬の服薬は奨めず、施術前、施術後も次亜塩素酸水での含漱と、定期メンテナンスの重要性をよく説明し、納得・同意を得た。

治療計画

①問診及びカウンセリング

歯周病治療への応用

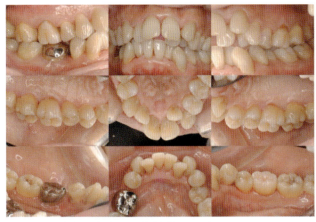

図31　口腔内写真（FMD 施術後 14 日）

　FMD 施術後 14 日　口腔内写真：ごく一部からのブラッシング時の出血を除いては歯肉の炎症は消退している。患者のモチベーションが上がったことでプラークコントロールも良好となった。

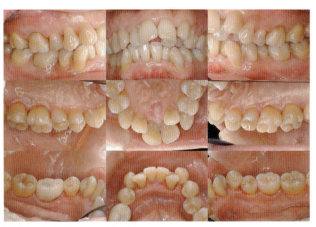

図34　口腔内写真（4 年経過）

　メンテナンス時（4 年経過）の口腔内写真：歯周組織の状態は良好に保たれている。患者のモチベーションも下がることなく 3 ヵ月ごとのメンテナンスを継続している。

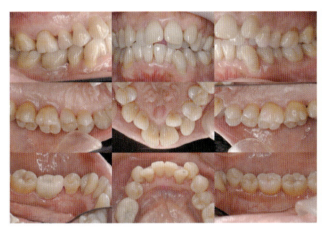

図32　口腔内写真（治療終了時）

　カリエス処置、修復処置終了時の治療後再評価の口腔内写真：歯肉の状態は良好。歯周精密検査の結果歯周ポケットは 100% 3 mm 以下に落ち着いている。セルフケアも上達し、メンテナンスへの理解も深まった。これ以降は定期メンテナンスでのフォローアップとする。

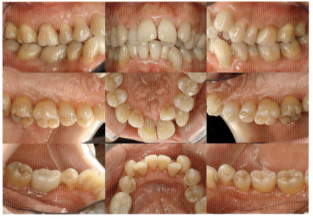

図35　口腔内写真（5 年 6 ヵ月経過）

　メンテナンス時（5 年 6 ヵ月経過）の口腔内写真：右下臼歯部舌側にプラークの付着と若干の発赤、プロービング時の出血が認められたため、スケーリングおよび徹底した PMTC を行い、ポケット内を電解機能水で繰り返し洗浄を行った。ホームケアについて、再度確認し、今後のメンテナンス計画を立て直した。しかし、概ね、歯周組織の状態は良好で、後戻りに対しても、レーザーと電解機能水のメンテナンスですぐに対応することで炎症の拡大を防ぐことができる。

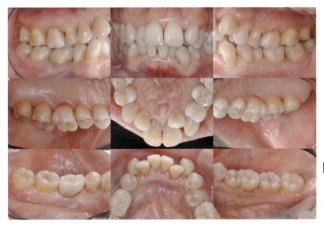

図33　口腔内写真（2 年経過）

　メンテナンス時（2 年経過）の口腔内写真：歯肉の状態は良好。セルフケアも確立されていてプラークコントロールの状態も良好である。患者は継続して、電解機能水での含漱をしている。

109

臨床応用編

初診時
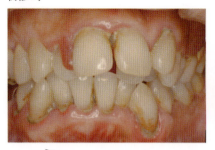
歯周病かもしれない。行きたくないけど仕方がないから歯医者に行こう

FMD 施術後 14 日
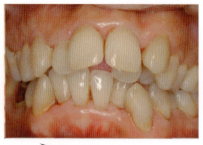
朝起きた時の口の中が全然違う！歯みがきしても血が出ない

再評価時
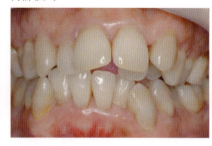
むし歯の治療も完了！最後まで歯医者に通ったのは初めて

メンテナンス 2 年経過
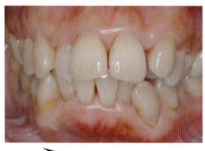
生まれて初めてメンテナンスを受けた。とても気持ちがいい。

メンテナンス 4 年経過
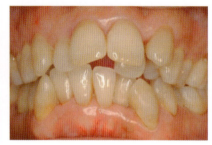
口臭が気にならなくなった。フロスも毎日使っている。食後は必ず磨いている

メンテナンス 5 年半経過
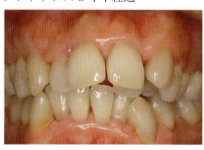
子供のことで忙しくケアを怠ってしまった。すぐに対応してもらえたのでメンテナンスは大切だと感じた

図 36　治療過程での患者の言葉にみる心の変化

初診時
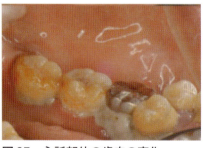

FMD 施術後直後
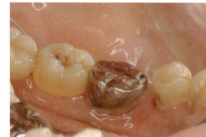

メンテナンス 4 年経過
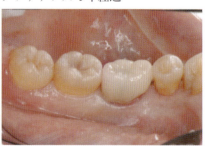

図 37　主訴部位の歯肉の変化

②歯周精密検査・X 線診査・口腔内写真撮影・位相差顕微鏡による細菌の確認
③リアルタイム PCR 法による細菌検査（施術前検査）
④診査・診断・治療計画の立案

⑤歯周基本治療（1-StageFMD 治療）　口腔ケア指導（PCR の改善）
⑥予後の診査・リアルタイム PCR 法による細菌検査（施術後 7 日）
⑦右下 5 の抜歯

⑧右下6FMCからセラミック冠へのやり換え
⑨再評価（4ヵ月後）
⑩ホームケア指導と治療後のフォローアップ
⑪定期メンテナンス

治療とメンテナンスの経過

　先述したFMD治療のワークフローに則り、施術を行った。患者は施術中の痛みを訴えることはなく、治療終了直後には口腔内の爽快感を嬉しそうに話した。また、それまで消極的であった、口腔ケアについての説明にも傾聴する様子を見せ、処方した口腔ケア用品について衛生士に質問をするなど、セルフケアに対しての意識の向上が垣間見られた。

　リアルタイムPCR法による細菌の検査においては、Red complex3菌およびP.g.菌について基準値を上回る細菌数が検出されたが、施術後の評価ではすべての細菌が基準値を下回る0.00%以下となった。除菌が達成されたことを確認し、抜歯を施行し、カリエス処置、補綴のやり換えなどを行い、4ヵ月後に再評価を行った。施術後7日目の来院時には歯肉の炎症はほぼ消退し、再評価でも4～6mmの歯周ポケットは計測されず、初診時に64%あったBOPも12.9%まで改善した。患者のモチベーションが上がったことから、プラークコントロールも良好となり、患者とともに決めた20%台のPCR値を達成することができた。

考　察

　この患者の様に歯科治療に対する意識が低く、極度の恐怖心があり、特に麻酔や外科処置を嫌がる患者に対しては、歯周病に関する認識度を高める動機づけをするとともに、でき得る限り無麻酔下で短時間での痛みのない処置をすることが、治療に対する恐怖心を和らげ安心感の上に信頼関係を構築する上で大切であると考える。また、特に全身的に問題のない患者に対しては、抗菌薬などを投与することなく、菌血症感染予防を視野に入れながら、電解機能水とレーザーをうまく活用し、一括の除菌と徹底したスケーリング・ルートプレーニングを行うことで良好な予後を得ることができる。

　FMD治療により、歯周組織は劇的に改善し歯周外科治療に移行する事もなく、患者の口腔ケアに対するモチベーションも一気に上がり治療やメンテナ

ンスに協力的となることが、患者の言葉からも読み取れる。

　メンテナンス中も、ホームケアやチェアサイドで効果的に電解機能水を用いることで継続的に良好な状態が保てると考える。

〈症例2〉患者データ

咬合性外傷を伴うヘビースモーカーの広汎型慢性歯周炎の男性

● 42歳　男性　全身的既特記事項なし　喫煙歴20年

主訴：
　前歯が動いて今にも抜けそう。他の歯も思い切り噛むことができない。歯並びも気になり、ブラッシングがしにくい。

口腔内所見：
　全顎的に歯肉の発赤と腫脹を認め、上顎前歯部はかなり動揺している。プラーク、縁上歯石の沈着も著名。前歯部の歯列、咬合不正を認め、右下3、右上2は逆被蓋の為と二次性咬合性外傷を認め、右下2はかなり動揺し、右下3は唇側の骨吸収と歯肉の退縮を認める。

X線所見：
　全体にわたり著しい骨の吸収が認められ、特に右上1は根尖部付近まで骨の破壊が進行し、右上5、左上5の垂直的骨吸収も著明である。

● 診断：広汎型慢性歯周炎

● 治療に対する希望：出来るだけ、歯を抜きたくない。歯の隙間を治したい。仕事が忙しいためなるべく短期間で治療したい。

　患者の口腔内所見は、右上1が著しく動揺し、自然脱落寸前である。右上5、左上5も動揺著しく咬合、咀嚼の困難を訴えていた。二次性咬合性外傷により、右下2、右下3も咬合により動揺が認められ、右下3の唇側歯肉の退縮も認められる。

また、X線所見からも、同部位に著しい骨の吸収が認められる。

　患者は喫煙者であり、仕事上のストレスから、喫煙本数も増えているとの事であったが、歯周病治療をすすめる上での禁煙の重要性を詳細に話し、禁煙を奨めた。

　右上5番口蓋側よりサンプリングを採取し、リアルタイムPCR法による歯周病原細菌の同定をおこなったところ、P.g菌およびT.d菌について基準値を大きく上回る菌数が検出されたこと、また、患者の仕事が多忙で予約時間の調整が難しく、短期間での治療を望んだため、1-StageでのFMD治療を提案し、患者の同意を得る事となった。

臨床応用編

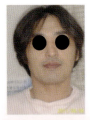
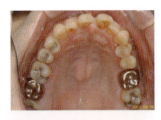
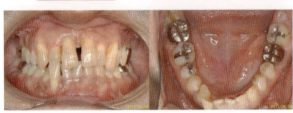
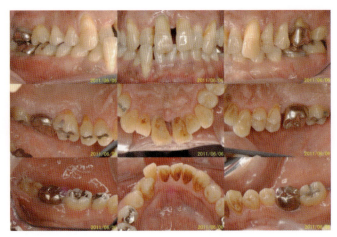

図38　広汎型慢性歯周炎の男性の口腔内写真
　初診時口腔内写真：左上①②③のブリッジは著しく動揺し左上1は、ほぼ脱落。左上6、7も垂直的に深く沈下する。臼歯部の咬合は得られず、下顎前歯～小臼歯のフレアアウトが見られる。

治療計画

①問診及びカウンセリング
②歯周精密検査・X線診査・口腔内写真撮影・位相差顕微鏡による細菌の確認
③リアルタイムPCR法による細菌検査（施術前検査）
④診査・診断・治療計画の立案
⑤保存不能な歯の抜歯と術前クリーニング
⑥歯周基本治療（1-StageFMD治療）口腔ケア指導
⑦予後の診査・リアルタイムPCR法による細菌検査
⑧矯正治療
⑨上顎前歯部へのインプラントの埋入
⑩インプラント上部のセット・カリエス処置など
⑪再評価
⑫ホームケア指導と治療後のフォローアップ
⑬定期メンテナンス

治療とメンテナンスの経過

　歯周病が進行したヘビースモーカーの患者であったが、禁煙指導を行いながら、ほぼ脱落状態であった右上1と右下2を除いては保存を前提にFMD治療にて口腔内の感染除去、SC、SRPを行うことと、垂直的骨欠損の大きい上顎臼歯部においては再生療法等の歯周外科処置の可能性を説明した。
　しかし、施術後の来院時には口腔内の炎症はほぼ消退し、ブラッシング時の出血も見られないとの事で、歯周外科治療は施行せず、定期来院による経過観察とメンテナンスを行いながら、1ヵ月後に矯正治療を開始。矯正治療終了後、直ちに欠損部の右上1にインプラントを埋入。最終補綴に至った。今後は上顎両側5番について、歯周再生外科治療も考慮に入れながら、経過を観察している。患者のモチベーションもFMD治療直後からかなり向上し、徐々に減煙にも成功し、再評価時には、ほぼ禁煙を継続出来ていた。
　現在、メンテナンス継続中であるが、経過は良好である。

考　察

　この患者の様に、矯正、インプラントも含め包括的治療を行う患者に関しては、歯周初期治療が長引き、良好な再評価に至ることが難しく次の治療のステップに移行できずに治療中断となってしまうケースもこれまで少なくなかったが、FMDでの感染のコントロールにより早い段階での歯周組織の改善がみられ、矯正治療に移行することができた。また、矯正治療中もブラケットカリエスや歯周病菌の再感染もなく、また、心配された上顎臼歯部への歯周外科処置を行うことなく、歯列と咬合の改善が図れ、結果hopelessの右上1と便宜抜歯の右下2を除いては、抜歯に至ることなく全歯牙を安定した状態で保存できた。しかし、FMD治療は、難治性の歯周病が必ず治る「夢の治療法」ではない。口腔咽頭窩の一括除菌と可及的速やかにスケーリングと、根面

歯周病治療への応用

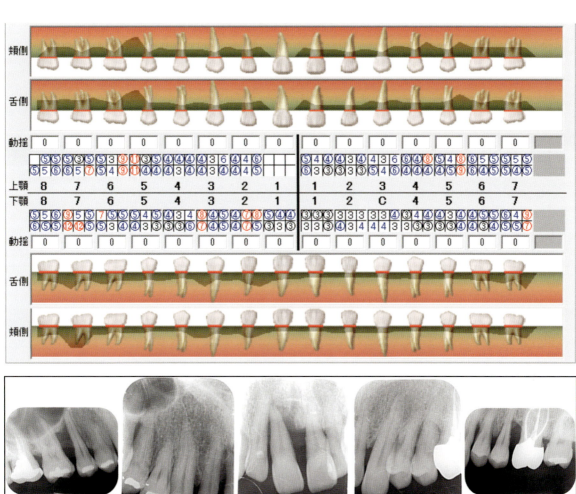

図39 初診時歯周精密検査とデンタルX線写真

のデブライトメントを行い、歯面、歯根面、歯周ポケット内から起炎物質を一掃することで、包括治療における歯周初期治療の効率化を図るとともに、早い段階で次の治療のステップにつなげることが意義のある事と考える。従って、再評価を行い、改善が図れない部位に関しては歯周外科治療なども視野に入れ、治療計画の修正を行うことがある旨を最初の段階から、患者に伝えることが重要であると考える。

まとめ

一口腔単位での包括治療を行う上での、歯周基本治療、とりわけ、口腔内の細菌のコントロールをし、起炎物質を徹底的除去する原因除去療法（Initial Preparation）はその後の治療の成否を決定づける

113

臨床応用編

表5 リアルタイムPCR法による歯周病原細菌検出の比較（初診時—施術後再評価時）

検査項目	菌数 初診時 2011.6.18	菌数 再評価時 2011.8.20	対総菌数比率 初診時 2011.6.18	対総菌数比率 再評価時 2011.8.20
総菌数	8,400,000,000cell/ml	520,000,000cell/ml		
P.ginngivalis（P.g.菌）	7,500,000cell/ml	21,000cell/ml	0.89%	0.00%
A.actinomycetemcomitans（A.a.菌）	検出されず	検出されず	検出されず	検出されず
T.denticola（T.d.菌）	7,700,000cell/ml	1,400cell/ml	0.916%	0.000%
T.forsythia（T.f.菌）	9,100,000cell/ml	9,200cell/ml	0.108%	0.000%
P.intermedia（P.i.菌）	----------	----------	----------	----------
Red complex（P.g. + T.d. + T.f.）	24,300,000cell/ml	31,600cell/ml	0.28%	0.00%

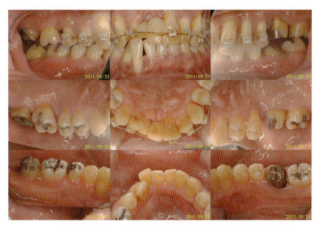

図40 FMD施術後 矯正治療開始1ヵ月 2011.8.23

　FMD治療後約2週間で矯正治療を開始。1ヵ月後の状態である。矯正治療中も歯周組織は良好に保たれている。

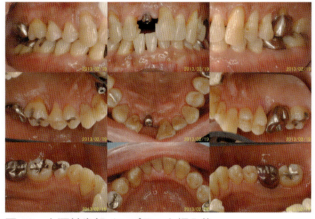

図42 上顎前歯部インプラント埋入後

　右上前歯部にインプラントを埋入。埋入部位も十分な骨レベルを獲得できている。咬合が改善したことで、歯牙の動揺の改善も見られた。

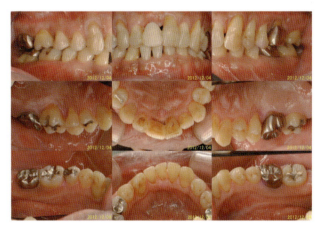

図41 矯正治療終了時 2012.12.4

　1年5ヵ月で矯正治療が終了。歯列、咬合関係が改善し、咬合性外傷のリスクが軽減された。歯周組織の状態も良好。セルフケアも上達した。

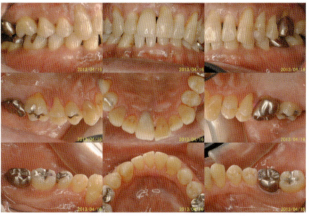

図43 治療終了後1ヵ月

　全治療終了後1ヵ月後の来院時。プラークコントロールは良好。セルフケアの確立が見られる。
　右上5番のポケットが5㎜と予後に不安を残す状態である事から、歯周外科治療への移行も視野に入れ、メンテナンスの重要性を説明し経過観察とメンテナンスへの移行となった。

歯周病治療への応用

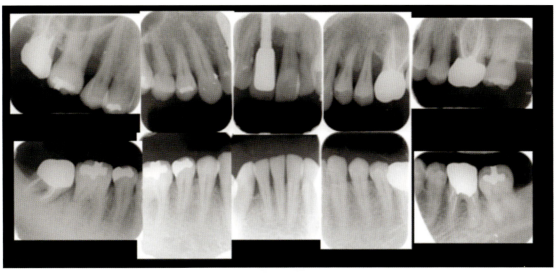

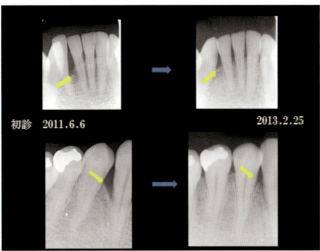

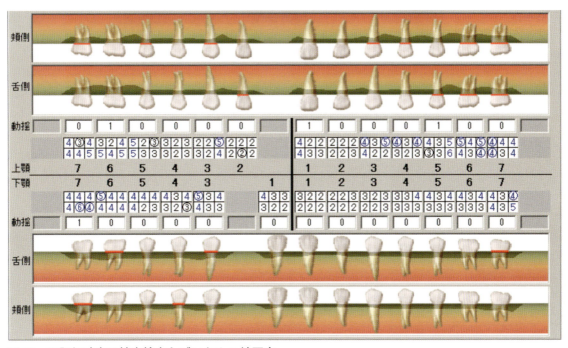

図44 再評価時歯周精密検査とデンタルX線写真

臨床応用編

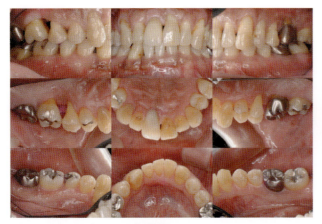

図45 メンテナンス2年経過
　右上前歯部にインプラントを埋入。埋入部位も十分な骨レベルを獲得できている。咬合が改善したことで、歯牙の動揺の改善も見られた。

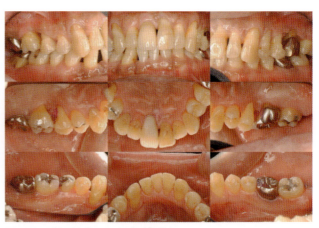

図46 メンテナンス4年経過
　歯周組織に概ね大きな変化は見られない。セルフケアも良好であるが右上5番の遠心の歯周ポケットが6㎜と深く、発赤も認められる、今後、歯周外科に移行し組織の再生を図る予定である。

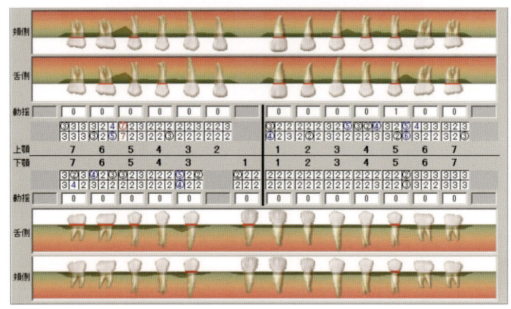

図47 メンテナンス4年経過時再評価

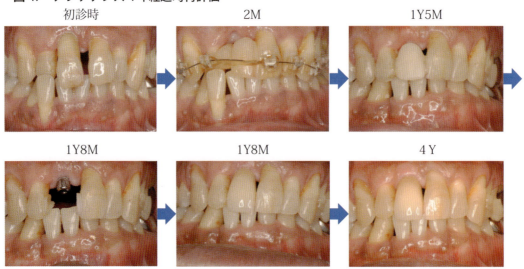

図48 治療経過

116

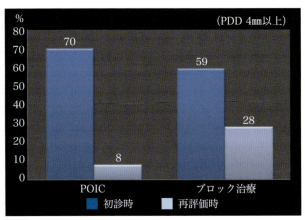

図49 FMD治療と分割SRP治療患者の再評価時のPPDの比較

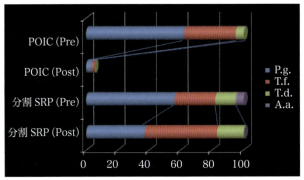

図50 FMDと分割SRP治療患者のリアルタイムPCR法による口腔内細菌の比較

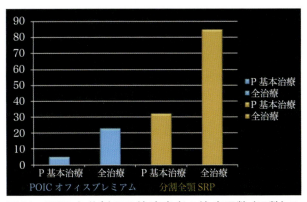

図51 FMDと分割SRP治療患者の治療回数（日数）の比較

関する技術やマテリアルの進歩もめざましい。

これらの治療が成功し、良好な長期的予後をみるためには、初期の段階での徹底した炎症のコントロールと治療後の炎症のコントロールとホームケアの確立こそが最重要であり、その段階を省いてのステップを踏むことには大きな懸念を感じるところである。

しかしながら、歯周病の病態や、その進行程度、その他の様々なファクターにより基本治療は時として、困難を極め、長期化することも少なくない。従来型の分割SRP治療においての治癒を妨げる原因のひとつである口腔内での細菌の伝播を極力最小限に抑え、治療の効率化をはかり、さらに菌血症の予防を視野に入れながら行うFMDにおいて、光（レーザー）と水（電解機能水）を応用した施術が今後の歯周病治療においての光明となる事を期待したい。

そのためには、院内の環境整備、我々歯科医師や歯科衛生士の診断力やテクニックの向上、患者の歯周病に対する深い理解と治療への協力など、与えられる課題は多いかもしれない。

しかし、歯周基本治療のオプションとして、また、患者から求められるオーダーに応えられる歯周病治療の一つとして、臨床でのエビデンスを重ねていきたい。

最重要な治療の段階と言える。

近年、歯周外科治療の中でも、再生外科療法にスポットが当てられ、様々な組織誘導、再生のマテリアルやgrowth factorに関するエビデンス、手術法も確立され、歯周病での歯の喪失のサイクルに歯止めをかけることができている。さらには喪失後の機能的、審美的回復を図るためのインプラント治療に

歯肉着色・メラニン色素沈着症への応用

鈴木　健二
すずきデンタルクリニック

歯肉の着色、メラニン色素除去は従来、以下のような方法で行われてきた。
『薬による除去』
　・フェノール　アルコール法
『レーザーによる除去』
　・CO_2 レーザー
　・Nd-YAG レーザー（プラズマレーザーシステム）
　・Er-YAG レーザー

これらの方法は多く術後の疼痛、苦痛を伴い、また、術後しばらくは食事がしみるなどの症状が続き、日常生活の制限を患者に与えることも多かった。

しかし、プラズマレーザーシステム、酸化チタン乳液を併用した本法においては浸潤麻酔を行わなくても、疼痛はほとんどなく、熱による組織のダメージもきわめて少ないため、治癒もきわめて速くなる。術後の疼痛もほとんどないため、食事も直後より取ることが可能である。

ただしメラニン色素は、再沈着による後戻りがあるので、着色原因の除去（喫煙習慣など）が必須となるので後戻りの可能性を患者に十分に説明をする必要がある。

この時に残留塩素濃度補正システムによる治療水及び POIC ウォーターを併用し、感染のコントロールを行いながら治療を進めることが必須となる。また、術後のホームケアも予後に重要な影響を与える。

悪習癖除去によるメラニン除去

ケース1

元々メラニンを主訴とした患者ではない。しかし長期的にメンテナンスをすることによってメラニンが少なくなったケースである

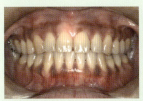 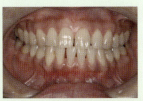

2006.7　　　　　　2014.6

本症例では、この8年の間に禁煙し、喫煙によるメラニン色素の沈着が減少、さらにメラニン色素沈着の1つの原因である口呼吸の改善をされたことにより自然とメラニンが消失したと考えられる。

メラニン色素沈着症の患者を治療する際、原因が除去されなければ再沈着の恐れがある事を十分に患者に説明しておく必要である。

従来法による除去

ケース2

女　　性　37歳　喫煙者
主　　訴：「歯茎の色が何か変？」
使用器具：CO_2 レーザー
麻　　酔：有

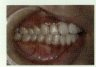 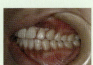

治療前後比
上　顎

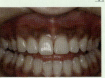 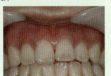

術　前　　下　顎　　術　後

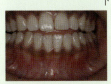 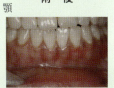

術　前　　　　　　術　後

メラニン色素はきれいに除去されているが、治療する過程で痛みも伴い、術後も疼痛があり、しばらくの間飲食に制約があった。

また、今回悪習癖（喫煙、口呼吸など）が除去されていないので再発の可能性はかなり高いと思われる。

臨床応用編

当クリニックのメラニン色素除去治療の流れ　プラズマレーザーシステム及びチタン乳液を使用する方法

初　診（1回目）

調査内容
　・口腔内写真
　・パノラマ撮影
　・P組織検査
　・治療計画の説明
2回目
　・全顎クリーニング
3回目
　・プラズマレーザーシステムによるメラニン色素除去
4回目（終了）
　・経過観察

☆レーザーの当て方
レーザーのファイバーの動かし方。歯肉繊維方向に動かしてしまう治癒後瘢痕化してしまう事があるので注意が必要。

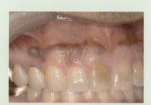
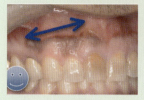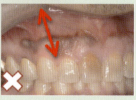

良い例　　　　　　悪い例

症　例 1

患者データ　男性　37歳　非喫煙者
主　　訴：「下の歯茎の色が何か変？」
使用器具：プラズマレーザーシステム
麻　　酔：無し

レシピ
1. 50μs-100mj-99pps;2KW で、メラニン除去
2. 200μs-300mj-20pps;1.5KW の
   Low reactive Level Light Therapy{ 以下 LLLT（低反応レベルレーザー治療）} 照射（2,000mj～3,000mj）

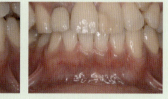

術　前　　　　術　後

処方
500ppm POIC ウォーター
オーラループ 4+ 20g
POIC ウォーターを使用して患部にオーラループ 4+ を塗る
毎食後使用
※抗生物質・鎮痛剤・他の薬の処方は無い

考　察
　症例1のケースにおいて元々メラニン色素沈着の範囲が小さい事と非喫煙者である事から予後は良いと考えられる。ただ、口呼吸の注意が必要。また、レーザー照射を行った部分に関してはみずみずしくハリがある歯肉に変わっている。

症　例 2（長期症例）

患者データ　男性　28歳　喫煙者
主　　訴：「歯を綺麗にしたい。」であった。
　　　　　初診時歯茎に関しては意識していなかったが、治療を進める事によって「歯茎も綺麗にしたい。」と言われたケース。
使用器具：プラズマレーザーシステム
麻　　酔：無し

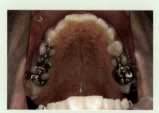

初診時の写真

120

歯肉着色・メラニン色素沈着症への応用

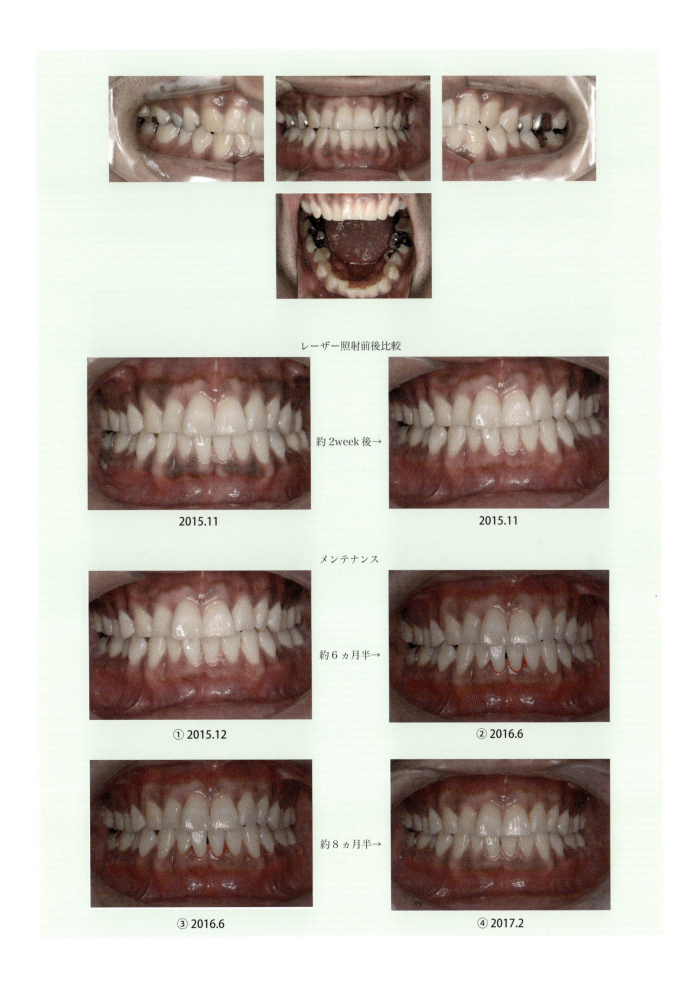

臨床応用編

メンテナンス開始してから1年3ヵ月

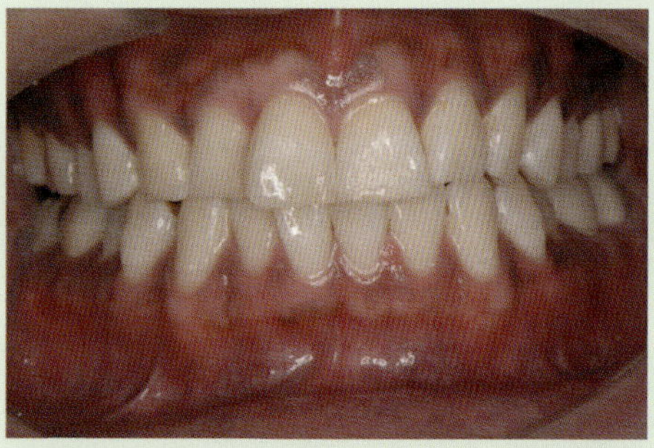

⑤ 2015.12 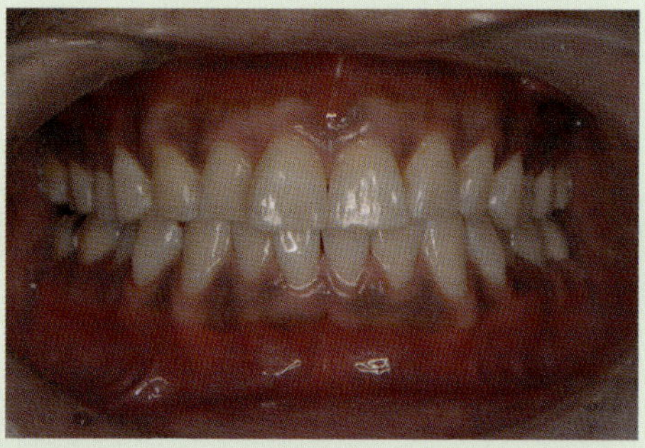　　　　⑥ 2017.2

初診との比較

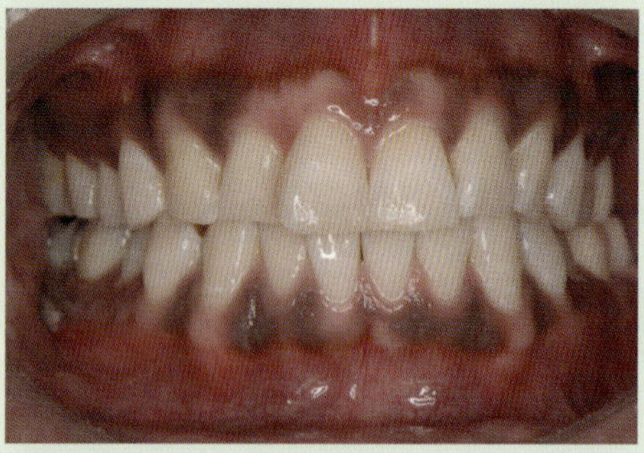

⑦ 2015.11 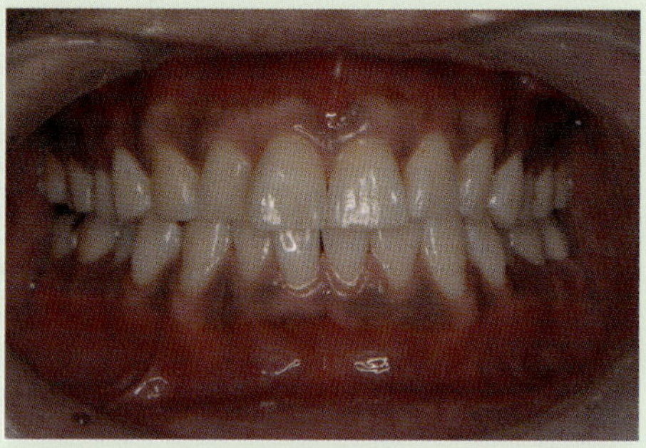　　　　⑧ 2017.2

再レーザー照射

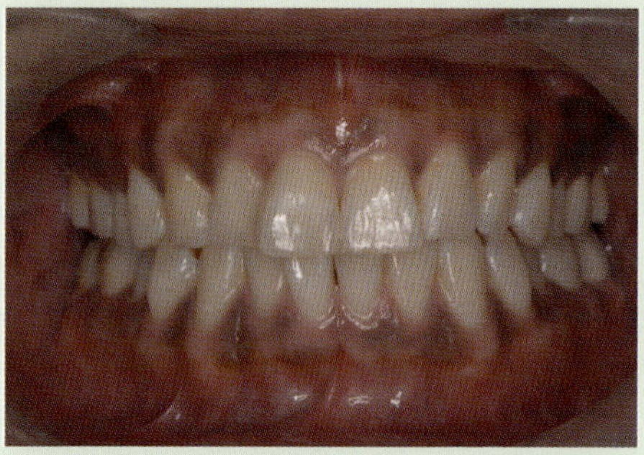

⑨ H27.2.18 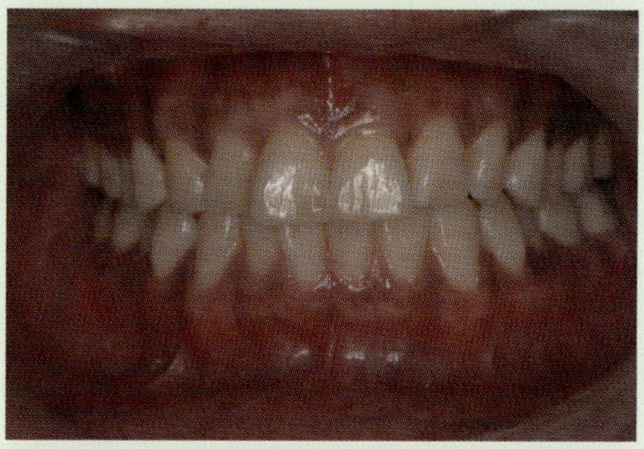　　　　⑩ H27.2.26

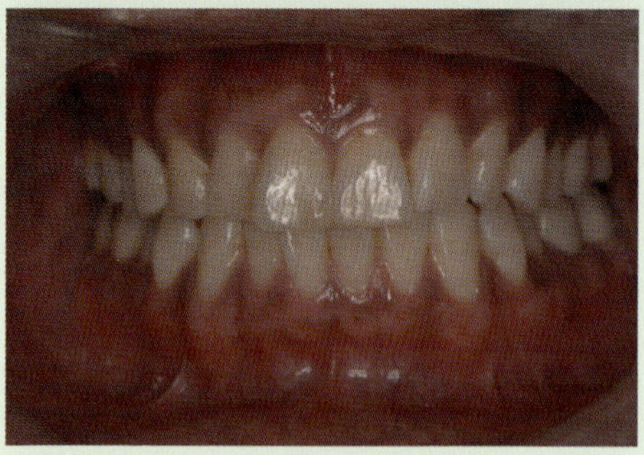

⑪ H27.2.18 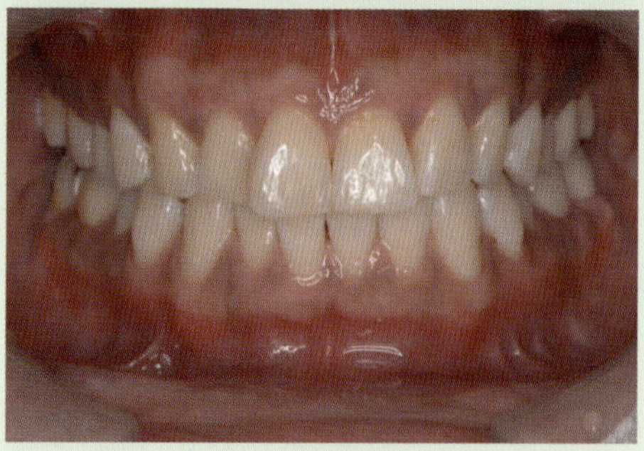　　　　⑫ H27.4.8

122

レシピ
1. 50μs-100mj-99pps；2KWで、メラニン除去
2. 200μs-300mj-20pps；1.5KWのLLLT照射（2,000mj～3,000mj）

処　方
500ppm POICウォーター
オーラループ4⁺ 20g
POICウォーターを使用して患部にオーラループ4⁺を塗る
毎食後使用
※抗生物質・鎮痛剤・他の薬の処方は無い

考　察
　2015.11 初回のレーザー照射を行った時、色素は完全には除去できていないが患者が満足であったので経過を追う事にした。症例1と同様に照射後は、みずみずしくハリがある歯肉に変わっている。後戻りに関しては半年ぐらいから少しづつ始まっているように感じる。初診より1年3ヵ月では広範にメラニン色素の沈着認められる。

症　例 3（過去にメラニン色素除去経験者症例）

患者データ　男性　38歳　喫煙者
主　訴：「歯茎を綺麗にしたい。」であった。
　　　　過去にレーザーを使用してメラニン色素除去を経験。その時は術後に痛みが出てしばらく食事がしにくかった経験あり。
使用器具：プラズマレーザーシステム
麻　酔：無し

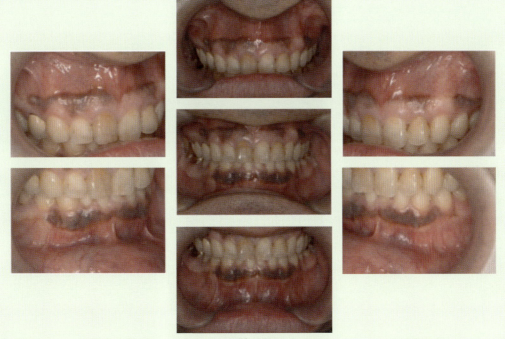

初診 H27.2

　初診時、過去のレーザー照射後の状態や疼痛の状態等問診。診査の為口腔内写真撮影。
　ヘビースモーカーでメラニン色素が濃く歯肉も固い状態であったので、完全に1回ではメラニン除去が不可能であることを事前に十分に説明。

臨床応用編

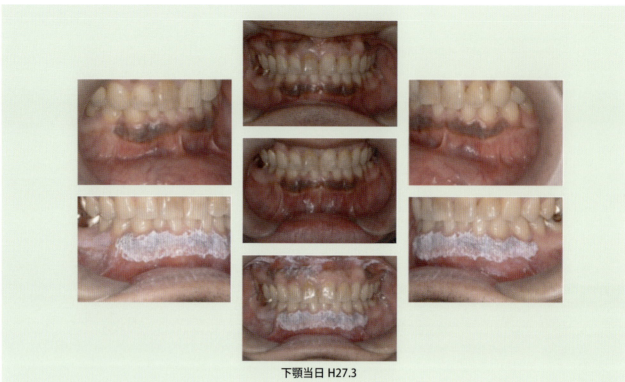

下顎当日 H27.3

レシピ
1. 50μs-100mj-99pps;2KW で、メラニン除去
2. 200μs-300mj-20pps;1.5KW の LLLT 照射（2,000mj 〜 3,000mj）

通法に従い下顎のメラニン除去。広範囲であったが満遍なくメラニン色素除去を行えた。
術中に違和感はあったが疼痛も無く終了（術直後の写真）。
翌日、患者から連絡があり「痛みは無いのですが、歯茎が爛れている様な感じがする。一度見て欲しい。」と連絡があり、以下の写真の状態であった。

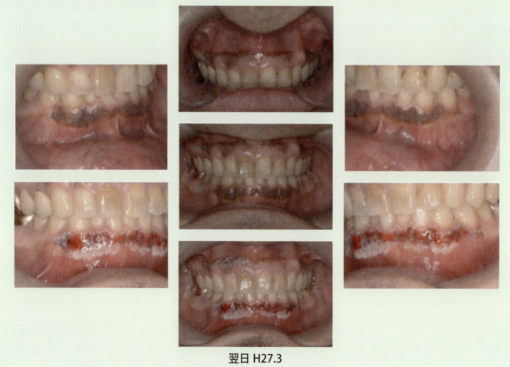

翌日 H27.3

疼痛は無い状態であったが治癒促進の為、LLLT 照射を行い経過観察。
本来この様なケースの場合毎日でも LLLT 照射を行った方が良いと思われるが、次回来院が約２週間後になってしまった（次頁の写真）。

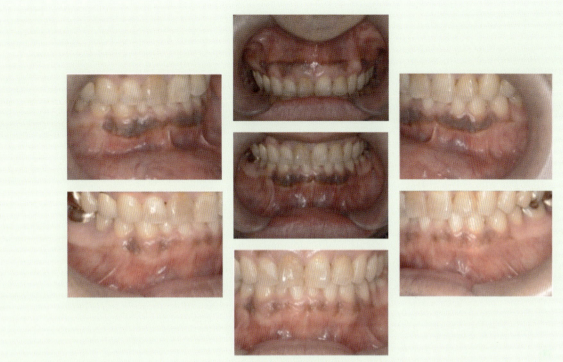

15 日目 H27.3

その後、問題無く経過。患者も前回よりメラニン色素が綺麗になっていること、疼痛が無かったことで満足していた。最後もう一度LLLTを行い終了とした。

考　察

　症例3、術後の状態は、著者も初めてのケースであった。

　原因は術後の喫煙の影響などが考えられるので、症状の確認と感染予防を徹底する。今回はLLLT照射が1回だけであったが、可能なかぎり翌日などにLLLT照射をする方が良いと思われる。

印象採得時の応用

矢島　孝浩
やじま歯科医院

　前装鋳造冠、CAD/CAM 冠などの形成時はマージンの正確な印象が採得しにくく、歯肉圧排が必要であるが、患者には苦痛であり、時には浸潤麻酔を要し、また術者の経験値による差が大きい。プラズマレーザーシステムでマージン周囲の歯肉を軽く蒸散することで簡単に歯肉圧排が可能となる。また、同時に不良歯肉の蒸散、殺菌も行われるため、歯肉退縮もきわめて少ない。さらに形成時に有効残留塩素補正消毒システムによる歯科治療水の作用により、連続除菌されるため、歯肉に細菌感染が起きず、さらに POIC ウォーターを併用することで良好な歯肉形態が保たれ、審美的にも良好である。

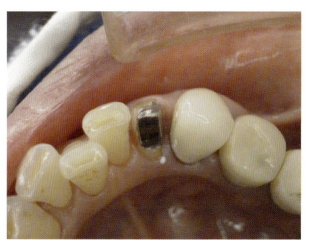

図1　概形形成が終了した支台歯。陶材溶着鋳造冠を予定

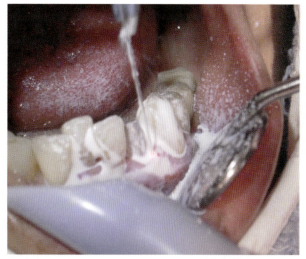

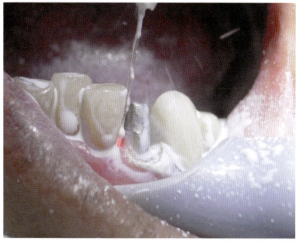

図2　100μs-100〜110ms-99pps；2〜2.2KW にて内縁上皮及び肉芽組織を蒸散

臨床応用編

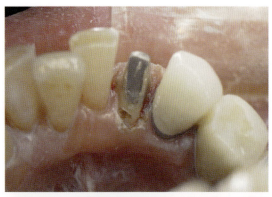

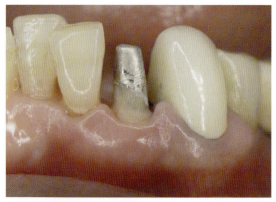

図5 一週間後。テンポラリークラウンを除去しても歯周組織は良好である

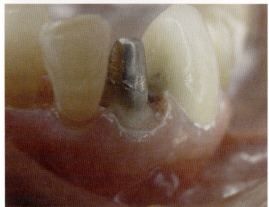

図3 瞬時に止血され、仕上げ形成後、即座に印象採得が行える

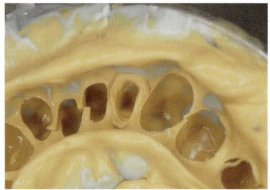

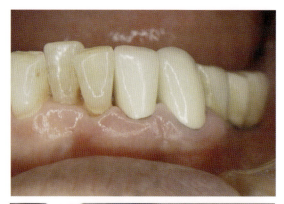

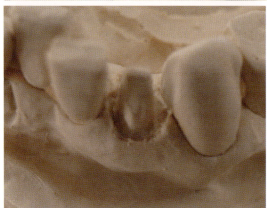

図4 マージンが明確に印象採得されている

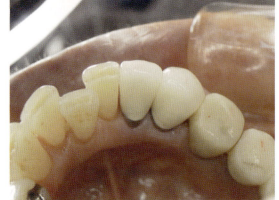

図6 セット時。歯周組織と調和している

128

根面板再装着への応用

矢島　孝浩
やじま歯科医院

歯根を保存して有効に利用する手段として、あるいは抜歯が禁忌症の患者において、根面板を使用し、オーバーデンチャーを作成することがある。また磁性アタッチメントは従来では保存が難しい残根状態の歯牙を義歯の維持に利用できる。しかし、根面板やキーパー周囲は清掃不良となりやすく、2次う蝕が発生しやすく、また脱離してしまうこともありがちである。脱落した支台歯においては早期に肉芽に覆われて、そのままでは再装着が困難になることが多い。このような症例においては従来法では浸潤麻酔下にて、電気メス、あるいはメスなどで切除して再装着を行っていたが、確実な止血が困難であったり、歯肉退縮を招いてしまうことがあった。高齢者であるケースも多いので、浸潤麻酔、電気メスの使用も要注意となることもある。

このような症例においてプラズマレーザーシステムを使用し、無麻酔下において歯肉弁、不良肉芽を切除して再装着することが可能である。浸潤麻酔を使用しないため、血流を阻害することもなく、創傷治癒も早く、歯肉退縮も少ない。また同時に POIC ウォーターを使用することにより、周囲組織の除菌も期待できる。浸潤麻酔による副作用の恐れもない。

①術野の消毒、POIC ウォーターにて徹底洗口後、サブソニックブラシにて残留塩素補正消毒システムを使用した歯科治療水にて全顎を洗浄・除菌する。

②モード 1、50 μ s-110mj-99pps；2.2kw にて歯肉弁切除及び止血、蒸散する。この時に適時残留塩素補正消毒システムを使用した歯科治療水、もしくは POIC ウォーターにてを洗浄・除菌する。

③モード 4、200 μ s-300mj-30pps；1.5kw にて歯質強化処置を行う。歯質が硬くなることが確認できるまで、確実に照射する。

④キーパー再装着

⑤余剰セメントの除去

⑥モード 5、400 μ s-550mj-25pps；1.37kw もしくはモード 4、200 μ s-300mj-20pps；1.5kw にて 1,000 〜 2,000j 程度 疼痛が緩和されることが確認できるまで照射する。術野に熱感を感じたら、患者に手指を上げるなどの合図をさせ、照射野に熱蓄積を起こさないように注意しながら照射する。

熱感を訴えるケースではクールビーム（50 μ s-200mj-10 〜 15pps；4kw）にて、患部を温めないように 1,000 〜 2,000j 照射する。

⑦義歯の調整

⑧残留塩素補正消毒システムを使用した歯科治療水及び POIC ウォーターにて洗浄・除菌する

⑨ホームケアとして POIC ウォーターによる洗口を指示。

縁下歯石が付着しているケースにおいては、さらに止血処置前に 50 μ s-200mj-55pps；4kw にて歯石の粉砕除去が出来、エンドトキシンなどの起炎物質を分解することも可能である。必要に応じてルートプレーニングを行い、歯質強化後に再装着する。歯周組織の回復も同時に期待できるため従来法による再装着よりも長期にわたる安定した予後が期待できる。

また、根面をコンポジットレジンなどにおいて直接整形修復をするケースにおいても応用が可能である。この場合も出血がほとんどなく、歯質強化された歯面に限りなく無菌的に充填が可能であり、予後が良好である。

臨床応用編

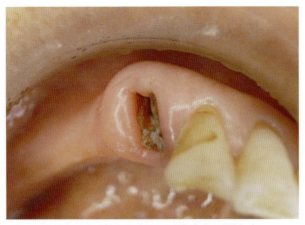

図1 キーパーが脱落した歯牙。周囲歯肉の増殖が見られ、このままでは再装着が出来ない

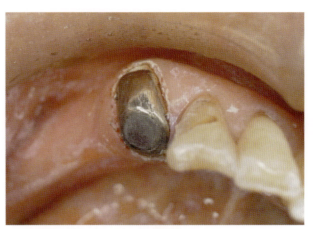

図3 通法に従いキーパーを再装着

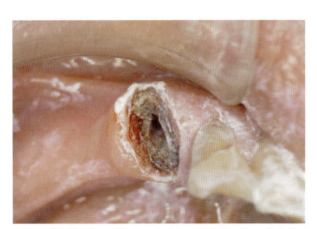

図2 プラズマレーザーシステムにて無麻酔下にて歯肉弁切除及び歯質強化を行う。周囲の不良歯肉も完全に蒸散。止血も同時に行える

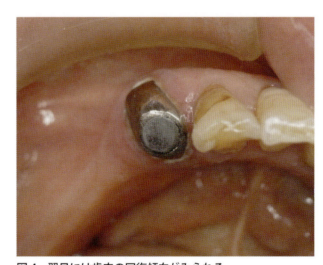

図4 翌日には歯肉の回復傾向がみられる

金属溶接への応用

矢島　孝浩
やじま歯科医院

Nd-YAG レーザーは金属と良く反応し吸収されて発熱する。その時の温度は 1,000℃以上にもなる。この反応をうまく利用して、金属のスポット溶接が可能である。また、一万分の数秒単位でレーザーをパルス発信できるので、金属のごく少ないポイントのみを瞬間的に発熱、溶接できる。そのため口腔内あるいは術者の手の上で金属を溶接することが可能である。

口腔内にて溶接することが可能なことにより、動揺歯（金属冠あるいはメタルインレーなど金属同士にて接する場合）の固定や、ブリッジ、連続金属冠のろう着用インデックスを採得するときなどに使用できる。

1. 動揺歯の固定

①動揺歯と連続する歯牙の金属冠、あるいはメタルインレーに固定用ワイヤー用の窩洞を形成する。この窩洞はワイヤーと金属冠あるいはインレーと溶接できる金属部分で囲まれている必要がある。固定用ワイヤーは歯牙の動揺の状態、窩洞の深さなどを考慮し選択する。

この際、必要に応じて術前の咬合調整を行っておく。

②固定用ワイヤーの試適、調整

金属部分同士で可及的に大きな面積で接触するように調整する必要がある。また、窩洞からはみ出さないように調整する。ワイヤーが直接対合歯と咬合することは避けなくてはならない。

③窩洞内にワイヤーをピンセットで固定し、200 μs-800mj-16pps；4kw にて溶接する少しずつ確実に、可及的に大きな面積で溶接する。

pps を大きくしてしまうと、金属がレーザーのエネルギーによって飛散してしまうので、少

ない pps にて、少しずつ確実に溶接する必要がある。さらに、状態に応じてパラろうにて、追加ろう着を行うことが可能である。

④スーパーボンドなどで窩洞内を追加固定する

⑤十分に咬合調整をおこなう

従来法のスーパーボンドのみ、あるいはワイヤーとスーパーボンドを併用する方法よりも、確実にかつ強固に固定ができる。臼歯部においても咬合力に充分耐えうる固定が可能となる。ただし、金属部分にのみ応用が可能である。

2. ろう着用インデックスの採得

①通法に従い、試適、調整をおこなう

この時に被ろう着部分の金属同士が可及的大きな面積で密接している必要がある。

技工士にもこの部分を特に指示して補綴物を作成する必要がある。

②金属冠を口腔内に仮固定し、溶接を行う

400 μs-100ms-10 〜 15pps にて少しずつ間欠的に確実に溶接する。

③口腔外にて確実に追加溶接する

一万分の数秒単位の瞬間的に大きなエネルギーにて溶接できるので、術者が手指にて把持した状態で溶接が可能である。

従来法では即時重合レジンなどでインデックスを採得していたが、レジン自体の重合収縮による寸法変化、あるいは重合時間がかかることによる誤差が懸念された。本法においては寸法変化もなく、瞬間的に固定が可能となるため、精度の高い補綴物の作成が可能となる。

また、技工操作時における金属ろうの流れも良く、レジン部分が無いために埋没操作も簡単となり、技工操作上も利点が大きい。

臨床応用編

ただし、陶材溶着鋳造冠（メタルボンド）のインデックス採得においては前ろうにて作成する必要がある。後ろうの場合溶接時のレーザーの強大なエネルギーによって、陶材にクラックが入ってしまうことがあるからである。

症例1　ブリッジの溶接

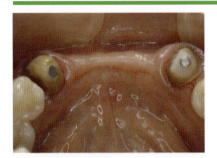

①ブリッジの支台歯

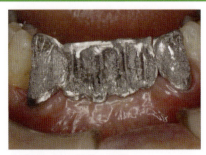

②通法に従い試適、調整

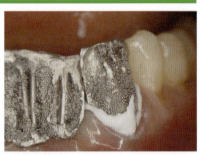

③被溶接部分の金属は接触している必要がある

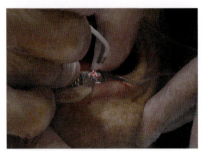

④口腔内にて溶接。瞬間的な照射により周囲に熱感は無い

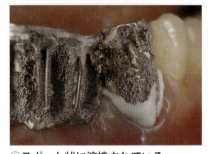

⑤スポット状に溶接されている

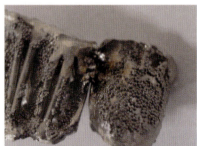

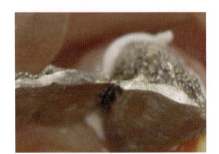

⑥舌側も同様に溶接

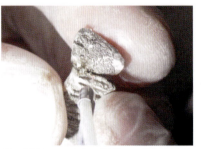

⑦口腔外にてさらに溶接。手指に熱は感じない。わずかに衝撃波を感じる

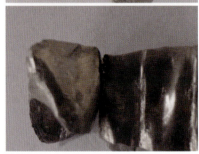

⑧強固に溶接が可能

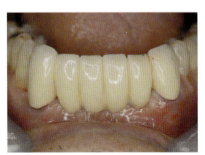

⑨適合も良好である

症例2　ブリッジの口腔内での溶接 (症例提供：泉大津市・小西デンタルクリニック小西康三先生)

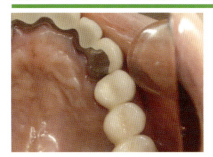
①臼歯が動揺が激しく、咬めない

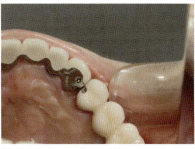
②犬歯と第一小臼歯の間の金属部分に窩洞を形成

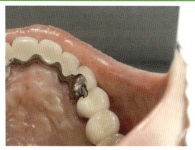
③矯正用ワイヤーを適合

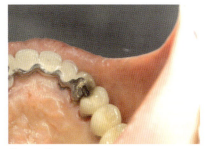
④モード4　200μs800mj16pps でワイヤーと金属部分を溶接した後、さらにパラろうを溶接する

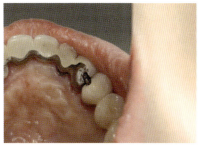
⑤研磨して仕上げ

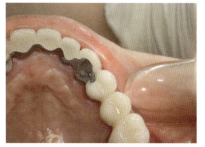
⑥スーパーボンドにてさらに強化

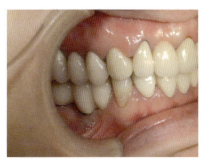
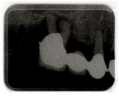
⑦動揺歯は固定され、疼痛緩和。咬めるようになった

抜歯への応用

矢島　孝浩
やじま歯科医院

　抜歯には術中、術後に様々なリスクを伴う。その主な原因は細菌感染、易出血状態、体調、投薬の状態などである。良好な予後を得る為にはそのリスクをすべてコントロールすることが重要である。また、観血処置においては常に菌血症のリスクも伴うため、血管内に細菌を流入させないことも重要となる。

　POICウォーターを使用し、タンパク汚れを除去、除菌、さらに残留塩素補正消毒システムを使用した歯科治療水にて連続除菌しながら抜歯を行うことにより、これらのリスクを回避することが可能となる。また、プラズマレーザーシステムにて止血、蒸散、凝固を同時に行い、抜歯時のリスクをさらにコントロールすることが可能である。菌血症の予防にもつながる。

　さらに熟練した術者においてはプラズマレーザーシステムの鈍麻作用をうまく使用し、麻酔を使用せずに抜歯が可能なケースもある。このことで、浸潤麻酔が困難な患者においても抜歯が可能となる。

　また、ホームケアにPOICウォーターを使用することで、術後感染のリスクも最小限に抑えることが可能である。

①術野の消毒、POICウォーターにて徹底洗口後、サブソニックブラシにて残留塩素濃度補正システムを使用した歯科治療水にて全額を洗浄・除菌する。

②浸潤麻酔

③抜歯

④POICウォーターにて抜歯窩の洗浄、除菌

　　POICウォーターには止血作用があるので、ドライソケットに注意し、軽く洗浄するのみにとどめる　通法通り鋭匙にて掻把を行う場合においても掻把前にPOICウォーターにて洗浄を行うことで、菌血症のリスクを下げることができる。

⑤プラズマレーザーシステムにて不良組織の蒸散及び止血、凝固を行う。

　　100μs-100mj-99pps；1kwにて不良肉芽の蒸散と止血、凝固を行う。

⑥再度POICウォーターにて軽く洗浄

⑦ロールワッテなどにPOICウォーターを浸み込ませたものを咬ませ、止血を確認する。

　　この時、術後疼痛が予想されるケースにおいてはプラズマレーザーシステムのビームを照射する。モード5、400μs-550mj-25pps；1.37kwもしくはモード4、200μs-300mj-20pps；1.5kwにて1,000〜2,000j程度照射する（LLLTの効果を期待）。

　　抜歯窩周辺に熱蓄積を起こしたくないケースではクールビーム（50μs-200mj-10〜15pps；4kw）にて、患部を温めないように1,000〜2,000j照射する。

⑧POICウォーターによるホームケアを指示

　　浸潤麻酔が使用できないケースにおいては口腔内の除菌後Nd-YAGレーザーを使用して50μs-100〜110ms-99pps；2〜2.2kwにて歯周靭帯の切開を行う。この時に残留塩素補正消毒システムを使用した歯科治療水を3wayシリンジにて間欠的に冷却しながら組織に熱蓄積を起こさないように慎重に切開を進める。レーザーにて切開する際の疼痛のおもな原因は熱蓄積によるものなので、このコントロールが重要となる。また切開と同時に周囲組織が鈍麻もされるため、歯周靭帯がある程度切断されたらヘーベルにて痛みもほとんどなく抜歯が可能となる。また残留塩素補正消毒システムを使用した歯科治療水によって連続除菌されるため、菌血症のリスクはさらに軽減される。

臨床応用編

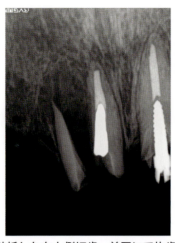

図1 歯根破折した右上側切歯。前医にて抜歯する際に麻酔中に具合が悪くなったとのことで、浸潤麻酔なしで抜歯する

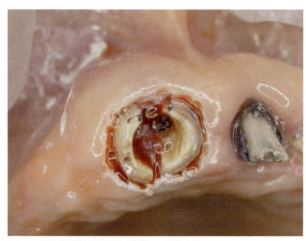

図4 周囲組織は同時に蒸散、止血される

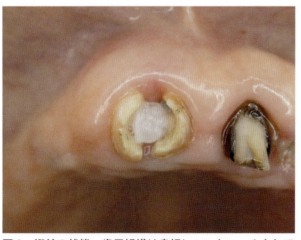

図2 術前の状態。歯周組織は良好にコントロールされている。POICウォーターにて徹底洗口後、サブソニックブラシにて残留塩素補正消毒システムを使用した歯科治療水にて全顎を洗浄・除菌する

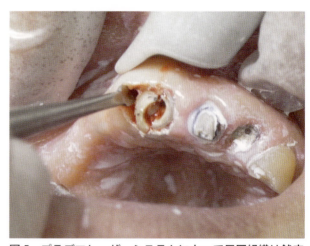

図5 プラズマレーザーシステムによって周囲組織は鈍麻されるため、ヘーベルを挿入しても疼痛はほとんど感じない

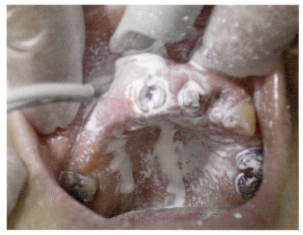

図3 プラズマレーザーシステムにて歯周靱帯を切開する組織に熱蓄積を起こさないように慎重に切開する

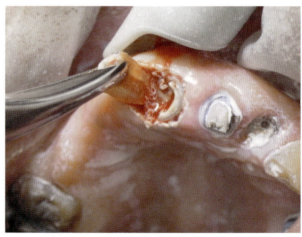

図6 疼痛を与えずに抜歯が可能である

136

抜歯への応用

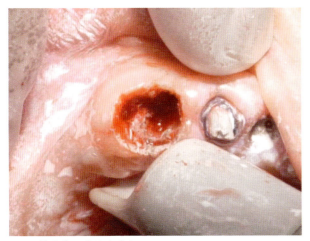

図7　抜歯後。出血も少ない

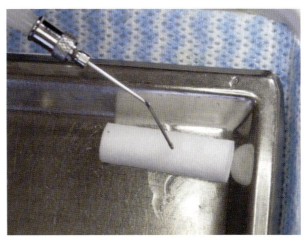

図10　ロールワッテにPOICウォーターを浸み込ませる

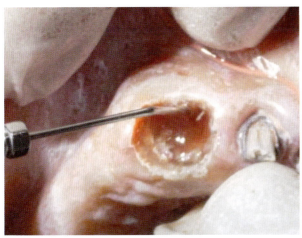

図8　POICウォーターにて抜歯窩を洗浄、除菌する

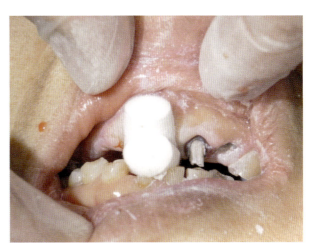

図11　咬んでもらい、止血を確認する

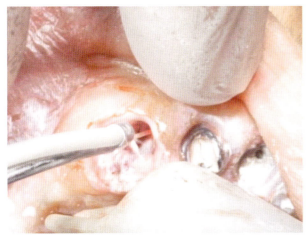

図9　プラズマレーザーシステムにて不良肉芽を蒸散、止血することで綺麗に掻把ができる

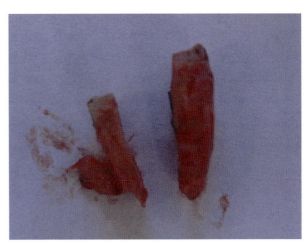

図12　抜歯された歯牙

臨床応用編

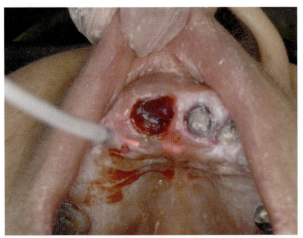

図13　疼痛緩和及び治癒促進のためLLLT（ビーム）を照射

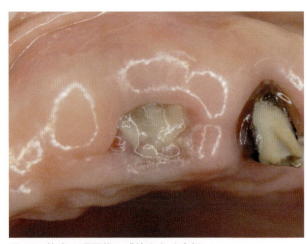

図16　抜歯1週間後。感染もなく良好

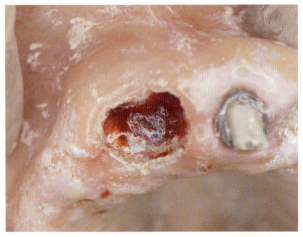

図14　LLLT後。周囲歯肉が引き締まっている状態が確認できる

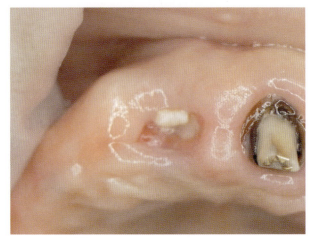

図17　3週間後

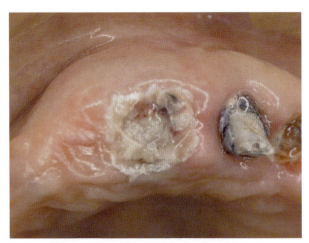

図15　抜歯翌日。早くも治癒傾向がみられる

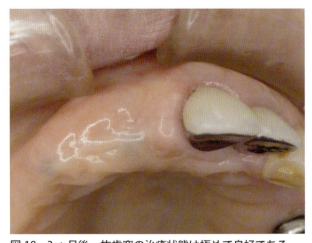

図18　3ヵ月後。抜歯窩の治癒状態は極めて良好である

このような術式にて手術された抜歯窩は限りなく無菌的に、かつ組織ダメージも少なく処置され、さらにレーザーによるLLLTの作用も期待されるため、治癒が非常に早く予後が良好である。

抜歯後の腫脹への応用

野平　泰彦
松本歯科医院

レーザーの作用として蒸散・凝固・切開・止血の４つが主となるが、LLLT（Low Level Laser Therapy）と言われる利用法がある。LLLT とは組織反応を生じるが障害は起こさないような、60mw 〜 1,000mw 程度の低出力レーザーを使用する治療と定義[1] されており、HeNe、半導体など低出力のレーザーが挙げられる。

LLLT に用いられるレーザーの作用機序は光作用が主であり、熱作用は関与しないとされている。その際の影響は、知覚神経や交感神経への作用、骨組織形成促進作用、血管への作用などが挙げられている。

医療での使用分野は多岐に渡り、リハビリテーション、整形外科、形成外科、皮膚科、麻酔科、東洋医学、そして歯科口腔外科が主となる。歯科での応用は主に顎関節症への対応、痛みを伴う処置後の除痛、外科処置後の治癒促進などが挙げられる。

治癒促進の機構として術野に起こる事象で推察されているものを以下に記す。

・局所の血管拡張
・免疫細胞（特に好中球、マクロファージなどの貪食細胞）の凝集促進
・局所の未分化細胞の繊維芽細胞、骨芽細胞への分化促進

本来であればプラズマレーザーシステム（Nd-YAG レーザー）機器は高出力なので LLLT には適用できず、呼称として HLLT（High Level Laser Therapy）と呼ばれる。

一般的な Nd-YAG レーザーと今回用いたプラズマレーザーシステムの大きな違いとして、パルス幅、熱量、パルス数の調整が可能なことである（照射熱量：50 〜 400mj　パルス幅：50 〜 550μm　パルス数：1 〜 99pps）。これらの数値は出力 1kw 〜 4kw の範囲で可変となり、熱量とパルス幅の調整

範囲が決定され、それに伴いパルス数の最小値が決定される。出力可変型という特有の機構が、熱による作用に期待する処置、光による作用に期待する処置、あるいは両方に期待する処置の使い分けを可能とし、臨床上非常に幅広い処置に有用となる。

本項では、プラズマレーザーシステムを用いたビームの効果を期待して施術した２つのケースを紹介する。

ケース１
骨削除を伴う 48 番埋伏抜歯後の腫脹に、光による作用に期待し対応したケース

【症　例】
20 代女性

【現病歴】
　２週間前から同部に違和感があった。痛みはない。主訴 48 番抜歯処置中の特記すべき事項はなかった。

【使用した設定】
　パルス幅：400μm　熱量：550mj（出力 1.37kw）パルス数 25pps
　照射範囲：口腔内創傷部、口腔外腫脹部
　照射量：口腔外約 2,000mj　口腔内約 2,000mj 総量約 4,000mj
　照射中の熱感、違和感、疼痛等なし

【処置前後の変化】
・主張の軽減
・内出血の消失

【考　察】
　骨削除を伴う抜歯に於いては、しばしば今回のような腫脹がみられる。本ケースにおいては強い疼痛はなかった（痛み止めの服用はしていない）ため、感染ではなく好転反応による腫脹

と思われる。写真から日付と時刻を消していないのは、処置時間を理解していただきたいためである（処置開始：2014/12/8/18：06　処置終了：2014/12/8/18：11）。

エネルギー量が大きいので定義されるLLLTには当たらないが、このようなケースへの対応

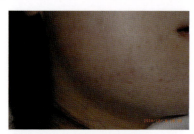
図1　翌日SP時口腔外写真

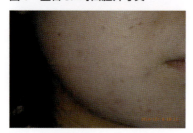
図2　400W-550mj/c㎡-25ppsモードで同部全体に5分間照射後

として、疼痛を伴わない、一つの素晴らしい処置と言えるのではないだろうか。

ケース2
上顎前歯部抜歯処置と同時に上唇小帯切除を行い、処置後に十分なビームを照射したケース

【症　例】

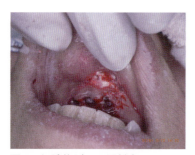
図3　切除後ビーム照射中

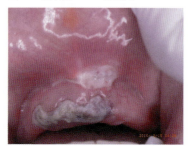
図4　二日後SP時

70代女性

【現病歴】
　上顎に残根上総義歯を装着していたが、残根が痛くなった。

【処置内容】
　浸麻下にて残根の抜歯、止血確認後にプラズマレーザーシステムを使用して上唇小帯の切除を行った。

【使用モード】

処置内容	パルス数（μs）	熱量（mj）	パルス数（pps）	総量（J）
小帯切除	50	110	99	1,500
ビーム照射	400	550	25	2,500
翌日SP	400	550	25	1,500

【処置前後の変化】
・外科処置後特有の違和感の回避、あるいは消失
・創傷治癒の促進
・処置部腫脹の回避

【考　察】
　本来であれば縫合を伴う外科処置である小帯切除において、プラズマレーザーシステムをチタン乳液と併用し用いることで、術後の縫合が不要となる。また、処置後に十分なビーム照射を行うことで術後の疼痛や違和感、事後出血などを抑制し、治癒を促進することがうかがえる。

総　括

　数種の限られた低出力レーザーで特有の事象とされていたLLLTであるが、高出力レーザーを用いて行う際にも、出力のコントロール、術野の蓄熱を回避することで、素晴らしい結果を出すことができた。特にプラズマレーザーシステムにおいてはパルス幅、熱量、パルス数の幅広い調整が可能で、1台で複数のレーザーと同じ機能を有すると言っても過言ではない。

　ただし、蒸散・切開などに用いる際は手技のトレーニングが必須であり、ビーム照射に用いる際にも、患者、術者それぞれの安全を確保するためにも、十分な知識と深い理解が不可欠となる。

　今後も継続的に研鑽し、よりよい臨床に寄与していくことを誓い、本稿を閉じる。

レーザーメスとしての応用

矢島　孝浩
やじま歯科医院

　プラズマレーザーシステムの導光ファイバーの先端部分に酸化チタンを蒸着（チタンドーピング）することによって、いわゆるレーザーメスとして使用することができる。

　導光ファイバー先端に蒸着された酸化チタンにレーザー光が吸収され、反応することで、ファイバー先端のみが発熱する。これにより、きわめて切れ味のシャープなレーザーメスとして使用することが可能である。従来の電気メスとは異なり、ファイバー先端部分のみが発熱するため、周囲組織に対するダメージが少なく、また瞬時に止血できるために予後も良好である。電気メスと異なり、電流を体内に流さない。対局電極を使用する必要もないため、安全性も高い。この方法は歯科のみでなく、整形外科、美容整形等医科領域においても多用されている。

① モード 5、400μs-550mj-10pps；1.37Kw にて専用のチタンポッド内に導光ファイバー先端を挿入。酸化チタンをファイバー先端に蒸着（チタンドーピング）させる。
② 術野の消毒、サブソニックブラシにて残留塩素補正消毒システムを使用した歯科治療水及び POIC ウォーターにて洗浄・除菌をおこなう。
③ モード 1、50μs-100mj-99pps；2kw にて切開。この時にはエアーは ON2 で切開する。なおこの場合は原則として浸潤麻酔下にて使用する。
③ 手術後、高濃度次亜塩素水にて軽く洗浄、除菌。縫合等は通法通り行う。
　この時、熱による縫合不全が予想されるケースにおいてはモード 2、100μs-100pps-99ms；1kw にてレーザーメスにて切開し、熱ダメージを受けた部分を 1 層掻把すると、予後が良好である。
④ Nd-YAG レーザーのビームを照射。モード 5、400μs-550mj-25pps；1.37kw もしくはモード 4、200μs-300mj-20pps；1.5kw にて 1,000～ 2,000j 程度照射する。

　残留塩素補正消毒システムを使用した歯科治療水及び POIC ウォーターにて洗浄・除菌を行うことにより、より確実な予後が期待できる。また、LLLT（ビーム）を併用することにより、術後の疼痛緩和及び治癒促進作用も期待できる。

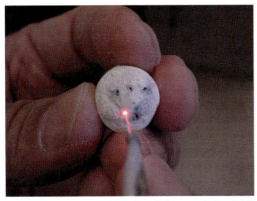

図1　専用のチタンポッドで導光ファイバー先端に酸化チタンを蒸着させる

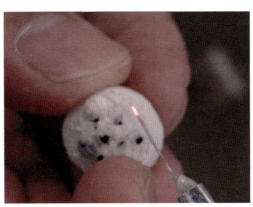

図2　このように酸化チタンが蒸着された部分にレーザー光が吸収され、発熱する

臨床応用編

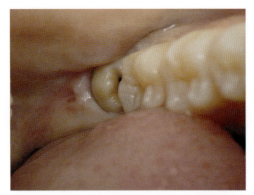

図3　左下第3大臼歯の遠心切開。浸潤麻酔下

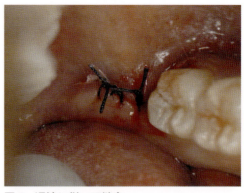

図7　通法に従って縫合

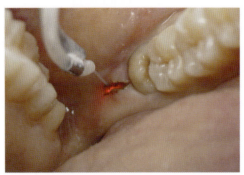

図4　レーザーメスにて切開。きわめてシャープな創面

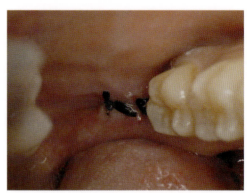

図8　翌日。疼痛、腫脹もなく良好な状態

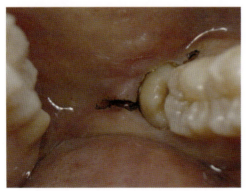

図5　電気メスと比較して熱凝固層が少ないことが確認できる。

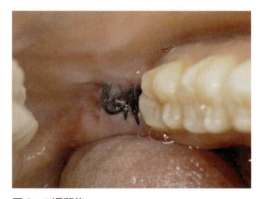

図9　1週間後

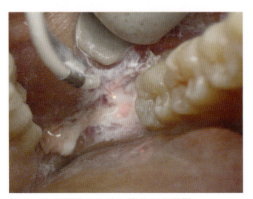

図6　治癒促進のために炭化層を蒸散

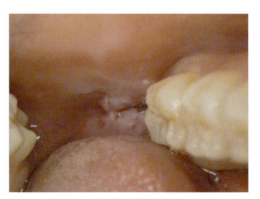

図10　抜糸後。良好な治癒状態である

外傷への応用

小西　康三
小西デンタルクリニック

　歯牙外傷の場合、歯牙打撲、単純性歯髄炎、直接覆髄、歯髄切断、抜髄、歯牙脱臼時、抜歯など、ケースに応じて様々な応用が可能である。この場合は症状に応じて LLLT（Low reactive Level Laser Theraphy）及び HLLT（High reactive Level Laser Theraphy）を使用する。

　特に受傷後の疼痛緩和には LLLT、ビームの照射が有効になる。プラズマレーザーシステムは血流の改善に伴う発痛物質の除去による鈍麻作用が得られやすいため、疼痛緩和作用に優れる。同時に消炎、創傷治癒促進、組織の再生・賦活作用も期待できる。

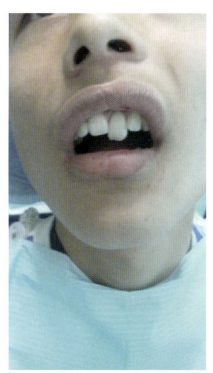

外傷による歯牙脱臼。受傷後すぐに来院

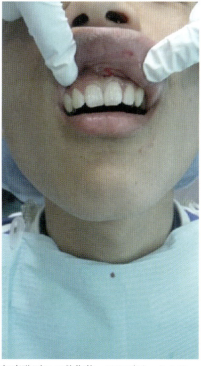

無麻酔下にて整復後、LLLT（ビーム；モード5、400μs-550mj-25pps；1.37kw）4,000j 歯牙及び根尖相当部歯肉に照射。上唇の傷にも 2,000j 照射。疼痛は完全に消失。
その後3日間 LLLT（ビーム；モード5、400μs-550mj-25pps；1.37kw）4000j を照射する。

図1　外傷性歯牙脱臼の場合

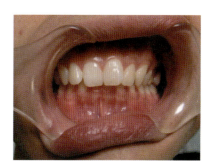
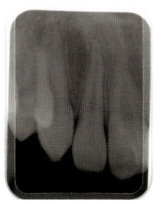

術後1週間。歯髄反応（＋）創傷も綺麗に治癒している。

上唇小帯切離移動術への応用

矢島　孝浩
やじま歯科医院

上唇小帯付着異常は歯列不正や発音障害の原因となるため、適切な時期に外科処置が必要になることがある。従来の方法では

①術野の消毒
②浸潤麻酔
③切離移動術（メスや電気メス、歯科用レーザーなど使用）
④止血・縫合

といった手順が必要であった。そのために止血に時間を要したり感染のリスク、縫合による引きつり、不快感、特に対象患者が幼少期であることが多いために、術後の麻酔の不快感と共に自傷による感染を引き起こすことがあるなどの問題があった。また、縫合による傷痕が残ることも多く、審美上の問題を残すこともある。

残留塩素補正消毒システムを使用した歯科治療水、POICウォーター、プラズマレーザーシステムを使用することにより、浸潤麻酔を使用せず、感染のリスクを限りなく低下させ、切開と同時に止血、消毒を行い、縫合もせずに手術を行うことが可能になった。

①術野の消毒、サブソニックブラシにて残留塩素補正消毒システムを使用した歯科治療水及びPOICウォーターにて洗浄・除菌をおこなう。
②術野の冷却、氷を使用したアイシングを行うことにより、疼痛緩和作用及び、熱蓄積による疼痛、組織ダメージを防止する。
③プラズマレーザーシステムにて切開及び止血
50μs-100 ～ 110mj-99pps；2 ～ 2.2kw にてフェザータッチで切開。ファイバーにテンションがかからないように、レーザーのビームのみが粘膜に接触する感覚で切開すると疼痛が生じにくい。

メスによる切開と異なり、切開と同時に組織の蒸散、凝固ができるため、早期の確実な止血が期待できる。また、殺菌も同時に出来る。
④POICウォーターにて洗浄除菌
⑤プラズマレーザーシステムのビームを照射。モード5、400μs-550mj-25pps；1.37kw もしくはモード4、200μs-300mj-20pps；1.5kwにて1,000 ～ 2,000j程度 疼痛が緩和されることが確認できるまで照射（LLLTの効果を期待）。

このような簡単な手法にて感染症をコントロールした確実な術式にて患者に苦痛を与えることも少なく、術後の審美性も高い方法を確立した。

従来法と比較して

①術後疼痛がきわめて少ない
②術後出血が無い、もしくはきわめて少ない
③浸潤麻酔を使用しないため、エピネフリンによる副作用がない
④麻酔による不快感、麻痺による術後の自傷がない
⑤術後の審美障害が少ない（縫合しない、組織の熱障害がないため）
⑥飲食時に刺激物がしみるなどの不快感が少ない
⑦術中の感染のリスクが極めて少ない
⑧通常は縫合を必要としない

などの長所がある。

特に電気メス、CO_2 レーザーなどを使用した場合よりも組織に対する熱ダメージがきわめて少ないため、早期の切開傷の治癒が可能である。また、縫合も通常は不要であるため術後の審美性についても良好である。

臨床応用編

症例 1

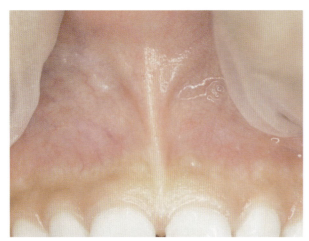
①上唇小帯付着異常（6歳7ヵ月男児）。

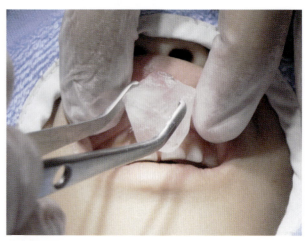
②術中疼痛の緩和及び熱蓄積の防止のため術前にアイシング。浸潤麻酔は使用していない。

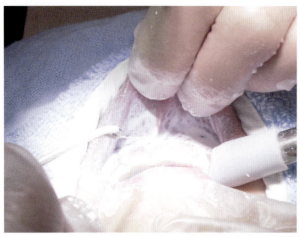
③プラズマレーザーシステムにて上唇小帯を切除。熱蓄積を起こさないように、間欠的に。必要に応じてアイシングを併用しておこなう。

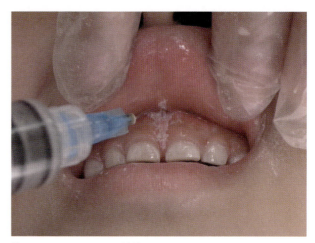
④POICウォーターにて洗浄。

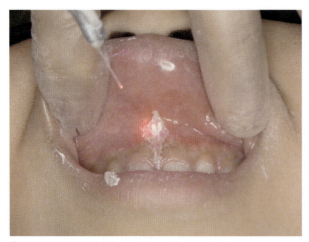
⑤LLLT1000J照射（50μs-200mj-15pps；4kw）。

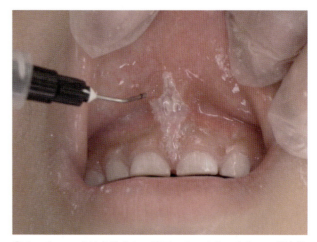
⑥オーラループ4$^+$を塗布して終了。ホームケアとして、毎食後及び就寝前のPOICウォーターにて洗口を指示。投薬は鎮痛剤を頓用のみ。

上唇小帯切離移動術への応用

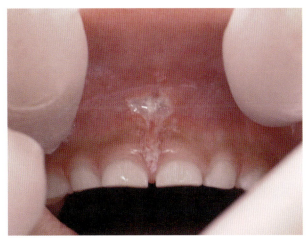

⑦翌日。治癒機転が確認できる。疼痛なし。食事も通常通り可能。

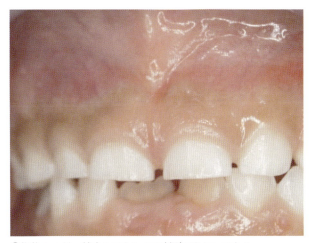

⑧術後1ヵ月。縫合してないので創面がきれいである。

症例2

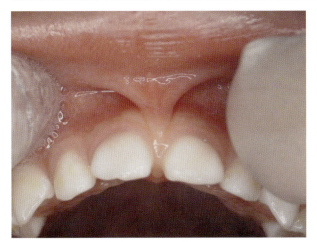

①上唇小帯付着異常（1歳10ヵ月男児）。

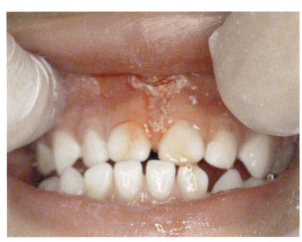

②プラズマレーザーシステムにて切除。浸潤麻酔はしていない。

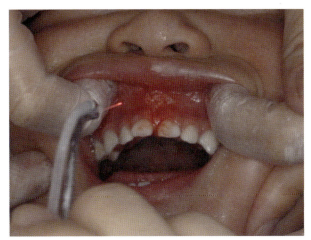

③LLLT（50μs-200mj-10～15pps；4kw）1000J照射。止血を確認後帰宅。ホームケアとしてPOICウォーターを面貌にて静かに塗布、清掃除菌を母親に指示。縫合、投薬はしていない。

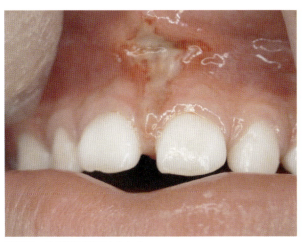

④翌日。治癒機転が認められる。

147

臨床応用編

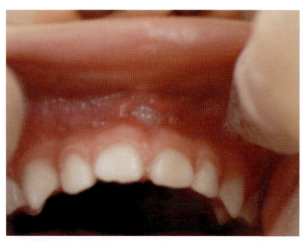

⑤1週間後。疼痛等なし。

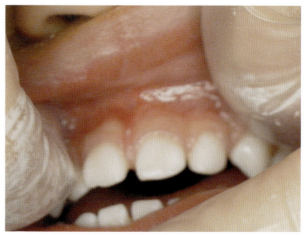

⑥1ヵ月後。

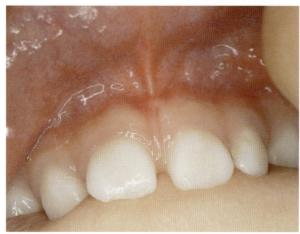

⑦4ヵ月後。

舌小帯付着異常への応用

矢島　孝浩
やじま歯科医院

　舌小帯付着異常（舌強直症）は、発音障害、摂食嚥下障害などの原因となる。また、乳幼児においても哺乳障害や、離乳食を食べないあるいは吐き出してしまう、夜泣きなどの原因ともなる。そのため、時にはこの時期でも手術が必要となることがある。舌小帯は周囲に血管が多く、また舌運動と共に動くために出血がしやすく、確実な止血が要求される。幼児期においては縫合も困難である。感染のリスクも高くなる。

　縫合することによる引きつりや不快感、感染のリスク、術後の審美障害。浸潤麻酔による唇舌の咬傷のリスクなどもある。

　プラズマレーザーシステムを使用すると、止血、蒸散作用のためほとんどのケースで縫合を必要とせずに安全に術式が行える。また、細かいパルスや出力の調整、確実な冷却作用によって、浸潤麻酔もほとんどのケースで不要となる。

　残留塩素補正消毒システムを使用した歯科治療水、POICウォーター、プラズマレーザーシステムを使用することにより、浸潤麻酔を使用せず、感染のリスクを限りなく低下させ、切開と同時に止血、消毒を行い、縫合もせずに手術を行うことが可能になった。

①術野の消毒、サブソニックブラシにて残留塩素濃度補正システムを使用した歯科治療水及びPOICウォーターにて洗浄・除菌をおこなう。

②術野の冷却、氷を使用したアイシングを行うことにより、疼痛緩和作用及び、熱蓄積による疼痛、組織ダメージを防止する。

③プラズマレーザーシステムにて切開及び止血
　50μs-100～110mj-99pps；2～2.2kwにてフェザータッチで切開。ファイバーにテンションがかからないように、レーザーのビームのみが粘膜に接触する感覚で切開すると疼痛が生じにくい。

　メスによる切開と異なり、切開と同時に組織の蒸散、凝固ができるため、早期の確実な止血が期待できる。また、殺菌も同時に出来る。

④POICウォーターにて洗浄除菌

⑤プラズマレーザーシステムのビームを照射。

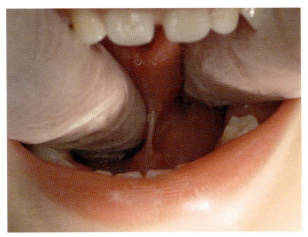

図1　強度の舌強直症のため、小児科医より紹介。離乳食を吐き出してしまう

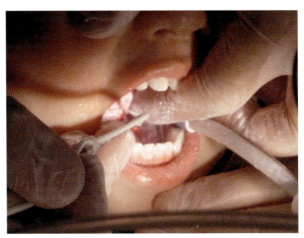

図2　無麻酔下でプラズマレーザーシステムにて舌小帯を切除

モード5、400μs-550mj-25pps；1.37kwもしくはモード4、200μs-300mj-20pps；1.5kwにて1,000〜2,000j程度 疼痛が緩和されることが確認できるまで照射（LLLTの効果を期待）。

浸潤麻酔をしないため、術後の不快感が少ない。またすぐに食事がとれる。縫合もしないため、術後の引きつりもなく、摂食障害もすくない。

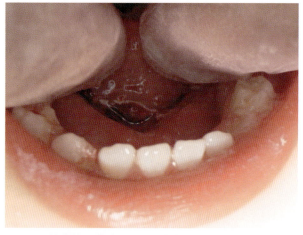

図3　切除直後。同時に止血、蒸散されるため、出血もきわめて少ない。疼痛もない様子。母親に毎食後POICウォーターによる清拭を指示

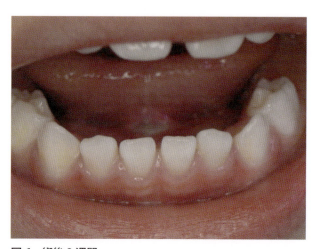

図6　術後3週間

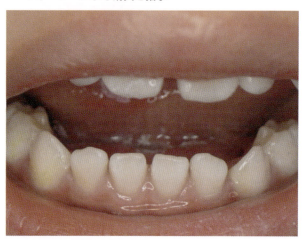

図4　翌日。硬いものも吐き出さずに食べるようになったとのこと。術後疼痛もない

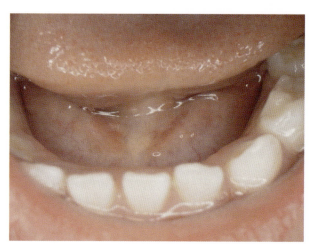

図7　術後5ヵ月。舌運動は極めて良好。術後の引きつりなどもみられない。傷跡も目立たず、審美的にも良好

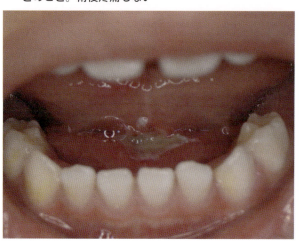

図5　術後1週間

アフタ性口内炎への応用

矢島　孝浩
やじま歯科医院

アフタ性口内炎の治療にもプラズマレーザーシステムは有効である。この場合のレーザーの照射方法は主に2通りの方法がある。LLLT（Low reactive Level Laser Theraphy）の作用を期待して、患部から距離をおいて照射する方法と、患部を直接レーザーの作用で凝固、殺菌、蒸散するべく直接照射する方法HLLT（High reactivel Level Laser Theraphy）がある。

1. LLLT のみで対応の場合

① POIC ウォーターにて充分に洗口。口腔内を除菌
　この時に残留塩素補正消毒システムを使用した歯科治療水を使用し、サブソニックブラシにて口腔内を洗浄すると、さらなる除菌効果が期待できる。

② モード5、400μs-550mj-25pps；1.37kw もしくはモード4、200μs-300mj-20pps；1.5kw にて1,000〜2,000j 程度 疼痛が緩和されることが確認できるまで照射。術野に熱感を感じたら、患者に手指を上げるなどの合図をさせ、照射野に熱蓄積を起こさないように注意しながら照射する。
　この時に酸化チタン乳液はOff。ビームのみを患部より5〜10cm程度離した状態で照射する。
　熱感を強く訴える場合は3ウエイシリンジにてエアー冷却を併用する。
　もしくはクールビーム（50μs-200mj-10〜15pps；4kw）にて、患部を温めないように1,000〜2,000j、患部より3〜5cm離した距離から照射する。このモードは組織の熱蓄積を最小限に抑え、LLLT の作用を深部にまで充分に浸透させることができ、疼痛があるケースなどでは特に有効である。

③ POIC ウォーターにて洗浄後オーラループ4$^+$ を塗布
④ ホームケアとして POIC ウォーターによる洗口を指示。

この方法は疼痛を全く与えないので、乳幼児から使用が可能である。また、術者による治療技術の差も生じにくい。特にクールビームは熱感も少ないので患者に苦痛は全く無い。ただし、クールビームは通常のモード4及び5の場合よりも同じジュール数を照射するために長時間を要する。

通常のモード4または5にて使用する場合には熱蓄積による疼痛に注意が必要である。これを防止するために、患者に患部に暖かさを感じたら、手指を上げてもらうなどの合図をしてもらい、間欠的に照射する必要がある。

2. 患部を直接レーザーの作用で凝固、殺菌、蒸散する方法

① POIC ウォーターにて充分に洗口。口腔内を除菌
　この時に残留塩素補正消毒システムを使用した歯科治療水を使用し、サブソニックブラシにて口腔内を洗浄すると、さらなる除菌効果が期待できる。

② モード2、100μs-100mj-50〜99ms；1kw にて患部を直接凝固、殺菌、蒸散する。
　患部を一層そぎ取る感覚で、熱蓄積が起きないように、レーザー光が1点に集中しないように常にファイバーを動かしながら照射する。疼痛を訴える場合には100μs-100mj-20pps；1kw にて照射する。その後 pps を徐々に上げていくと疼痛が起こりにくい。
　また、いずれのモードにおいても疼痛を訴える場合には氷にて患部をアイシングしながら照

射すると、蓄熱疼痛が抑えられ、痛みを訴えにくくなる。

なお、より深くかつ効率的に患部を凝固、殺菌、蒸散したいときにはモード1、50μs-100mj-99pps；2kwにて照射する。

③ LLLTのみの術式と同様にモード5、400μs-550mj-25pps；1.37kwもしくはモード4、200μs-300mj-20pps；1.5kwにて1,000〜2,000j程度 疼痛が緩和されることが確認できるまで照射する。術野に熱感を感じたら、患者に手指を上げるなどの合図をさせ、照射野に熱蓄積を起こさないように注意しながら照射する。

熱感を訴えるケースではクールビーム（50μs-200mj-10〜15pps；4kw）にて、患部を温めないように1,000〜2,000j照射する。

④ POICウォーターにて洗浄後オーラループ4⁺を塗布
⑤ ホームケアとしてPOICウォーターによる洗口を指示。

この方法は患部を直接凝固、殺菌、蒸散でき、炎症層を除去することができる。そのために治癒が非常に早く、疼痛除去も早い。ただし、罹患部を直接処置するために、術中疼痛を生じやすく、患者に苦痛を与えないためには熟練が必要である。

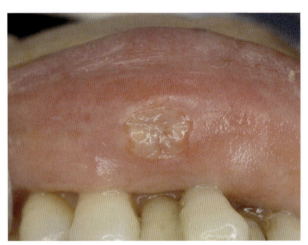

図1 下口唇に出来たアフタ性口内炎。接触時、摂食時の激しい疼痛を訴える

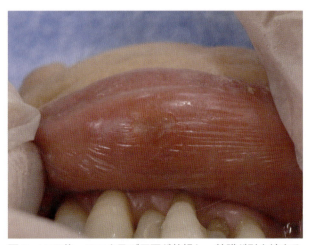

図3 LLLT後。アフタ及び周囲が乾燥し、粘膜が引き締まる

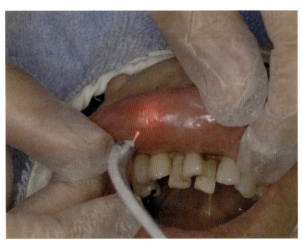

図2 LLLT2000J照射（50μs-200mj-15pps；4kw）

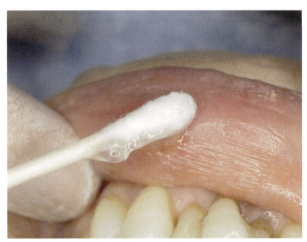

図4 オーラループ4⁺塗布

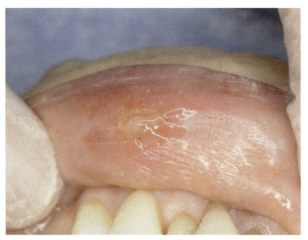

図5 塗布後。ホームケアとして毎食後、就寝前のPOICウォーターにて軽く洗浄を指示

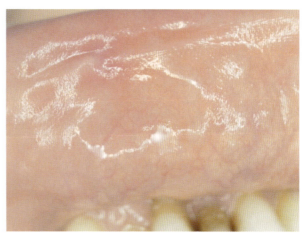

図7 1週間後。アフタ性口内炎は消失している

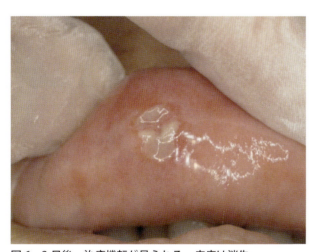

図6 2日後。治癒機転が見られる。疼痛は消失

口唇、口角ヘルペスへの応用

矢島　孝浩
やじま歯科医院

　口唇、口角ヘルペスは従来、抗ウイルス剤などを使用し、薬物療法にて治療してきたが、再発をしやすく、根本的な治療は困難であった。プラズマレーザーシステムの高いエネルギーを使用することにより、確実にかつ再発がきわめて少なく治癒させることが可能である。

　レーザーによる熱作用、及び LLLT による作用を最大限に発揮させることにより可能となる。

LLLT（ビーム）の作用を使用する場合

① POIC ウォーターを使用し、術野を十分に除菌する。

② モード 5、400 μ s-550mj-25pps；1.37kw もしくはモード 4、200 μ s-300mj-20pps；1.5kw にて 2,000 ～ 4,000j 程度照射。

　この時に酸化チタン乳液は Off。ビームのみを患部より 5 ～ 10cm程度離した状態で照射する。

　術野に熱感を感じたら、患者に手指を上げるなどの合図をさせ、照射野に熱蓄積を起こさないように注意しながら照射する。

　熱感を強く訴える場合は 3 ウエイシリンジにてエアー冷却を併用する。

　もしくはクールビーム（50 μ s-200mj-10 ～ 15pps；4kw）にて、患部を温めないように 1000 ～ 2000j 患部から 3 ～ 5cmの距離にて照射する。このモードは組織の熱蓄積を最小限に抑え、LLLT の作用を深部にまで充分に浸透させることができ、疼痛があるケースなどでは特に有効である。

③ POIC ウォーターにて術野の洗浄、除菌。

④オーラループ 4[+] を塗布。

⑤ホームケアとして、POIC ウォーターにて患部の洗浄を指示。

患部に直接レーザーを照射 HLLT する場合

① POIC ウォーターを使用し、術野を十分に除菌する。

② モード 2、100 μ s-100mj-50 ～ 99ms；1kw にて患部を直接凝固、殺菌、蒸散する。

　患部を一層そぎ取る感覚で、熱蓄積が起きないように、レーザー光が 1 点に集中しないように常にファイバーを動かしながら照射する。疼痛を訴える場合には 100 μ s-100mj-20pps；1kw にて照射する。

　また、いずれのモードにおいても疼痛を訴える場合には氷にて患部をアイシングしながら照射すると、蓄熱疼痛がおきにくくなり、痛みを訴えにくくなる。

　なお、より深くかつ効率的に患部を凝固、殺菌、蒸散したいときにはモード 1、50 μ s-100 ～ 110mj-99pps；2 ～ 2.2kw にて照射する。

③ POIC ウォーターにて術野の洗浄、除菌。

④ LLLT のみの術式と同様にモード 5、400 μ s-550mj-25pps；1.37kw もしくはモード 4、200 μ s-300mj-20pps；1.5kw にて 1,000 ～ 2,000j 程度 疼痛が緩和されることが確認できるまで照射する。術野に熱感を感じたら、患者に手指を上げるなどの合図をさせ、照射野に熱蓄積を起こさないように注意しながら照射する。

　熱感を訴えるケースではクールビーム（50 μ s-200mj-10 ～ 15pps；4kw）にて、患部を温めないように 1,000 ～ 2,000j 照射する。

⑤ POIC ウォーターにて洗浄後オーラループ 4[+] を塗布。

⑥ホームケアとして POIC ウォーターによる洗口を指示。

臨床応用編

以上を症状に応じて数回繰り返す。

　以上の治療により、1〜2週間にてほとんどのケースにおいてヘルペスは消失する。また、本法の特徴として、ヘルペスに伴う疼痛、痒みは早期に消失する。これはレーザーのLLLTによる作用が大きいと感じられる。また、レーザーによる熱作用及び組織の深部までレーザーのエネルギーが作用するため、ウイルスが死滅すると考えられる。

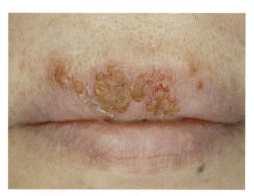

図1　口唇に出来たヘルペス。体調により年2〜3回繰り返すとのこと

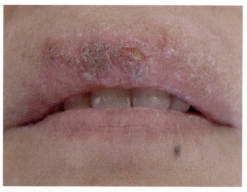

図4　照射後。掻痒感が軽減している。この後、POICウォーターにて洗浄後、オーラループ4⁺を塗布

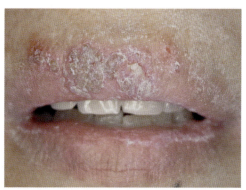

図2　100μs-100mj-20pps；1KWを患部に酸化チタン乳液と共に500j程度直接照射する

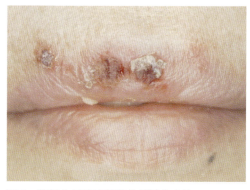

図5　照射3日後瘡蓋部分が縮小する。

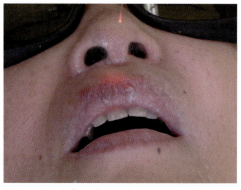

図3　LLLTを作用させるため、400μs-550mj-25pps；1.37kwビームを2,000j照射

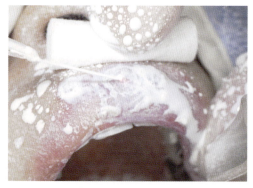

図6　瘡蓋が縮小し、薄くなったので直接患部にレーザーを照射する。100μs-100mj-50〜99ms；1kwにて患部を直接凝固、殺菌、蒸散する

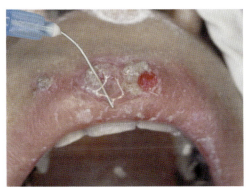

図7 痂蓋を除去した後、POICウォーターにて洗浄

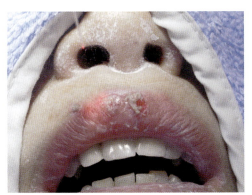

図8 LLLT400μs-550mj-25pps；1.37kwビームを2,000j照射

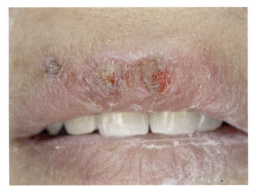

図9 照射後POICウォーターにて洗浄後、オーラループ4⁺を塗布。痂蓋はほぼ除去

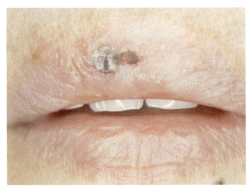

図10 治療開始後1週間。自覚症状はほぼ消失

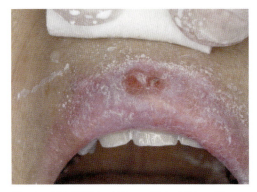

図11 前回同様に100μs-100mj-50〜99ms；1kwにて患部を直接凝固、殺菌、蒸散する

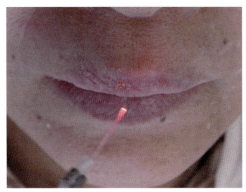

図12 LLLT400μs-550mj-25pps；1.37kwビームを2,000j照射

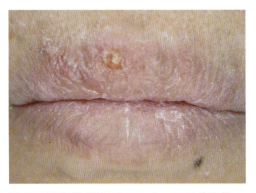

図13 照射後POICウォーターにて洗浄後、オーラループ4⁺を塗布

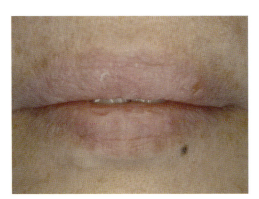

図14 術後2週間。ヘルペスはほぼ消失している

歯科矯正治療への応用

文野　弘信
銀座4丁目文野矯正歯科

　歯科矯正治療で深刻な二大リスクのひとつがプラークコントロール不良によるブラケット周囲の齲歯、いわゆるブラケットカリエスである（図 1、2）。訴訟、裁判に至るケースもあり、その場合には歯科医師側が敗訴し、多額の賠償金を支払うケースもある。もうひとつの問題は歯肉・歯周炎の発症である（図3）。歯科矯正治療の対象患者は若年者が多くプラークコントロールも未熟である。患者の食生活は砂糖を多く含む清涼飲料水、ファストフードおよびスナック菓子の多食など、カリエスおよび歯肉炎の発症リスクが高く、矯正治療中は徹底したプラークコントロールが必要かつ成功の鍵となるが、その指導は簡単ではない。

　リスクヘッジとして来院毎のプロフェッショナルケア（PMTC）は当然であるが、何よりも重要な事は患者自身のホームケアである。しかしながら、単に歯磨きだけで術者が満足できる口腔衛生状態を常に継続出来る患者は殆どいない（図4）。良好なプラークコントロールを継続するための習慣として、歯磨き時にタンパク分解型高濃度電解機能水（POICウォーター）とポリリン酸ジェル（オラループ4⁺）を使用させる（図7）。その結果、プラークを簡単に除去できると同時に除菌も可能となり、治療中のカリエスおよび歯肉・歯周炎リスクを大幅に軽減できる。更なるリスクヘッジの臨床応用として、プラズマレーザーシステムによる治療開始前の歯質強化処置が効果的である。歯冠部にレーザービーム照射をすることでエナメル質耐酸性が向上し、カリエスリスクコントロールが可能となる（図8）。

　また、今まで治療困難・禁忌とされた重度歯周炎による咬合崩壊を伴う患者（図9）への矯正治療がPOICウォーターをホームケアとして使用し、プラズマレーザーシステムを歯周組織の炎症コントロールとして応用する事により、良好な治療経過および結果を出している（図10、11、12）。重度歯周炎により深刻なダメージを受けた歯周組織のコントロールおよび治療にプラズマレーザーシステムは大変効果的である。加えて、矯正装置によるペインコントロールにもプラズマレーザーシステムの高出力のLLLT（Low reactive Level Laser Therapy）を歯冠及び歯槽周囲に照射することで、疼痛緩和作用が得られる事は患者にとって更なる福音でもある。

　このように光（プラズマレーザーシステム）と水（高濃度電解機能水POICウォーター）を矯正臨床へ応用する事により、これまでのカリエス、歯肉・歯周炎の発症リスクおよびペインコントロールに関して多くのデメリットを患者に与えてきた問題が改善方向への糸口になると確信している。今後は更なる基礎研究結果によるエビデンス構築を求められる事は言うまでもないが、抗生剤や麻酔薬を使用せず外科的侵襲が少ない *光と水* の臨床応用は、様々な歯科臨床の現場で期待出来ると信じてやまない。

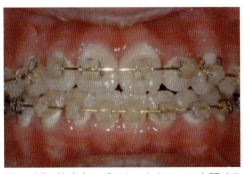

図1　矯正治療中にブラケットカリエスを認める

臨床応用編

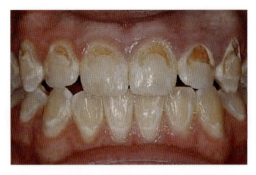

図2　矯正治療による重度ブラケットカリエス
　患者自身のプラークコントロール不良によるが、歯科医師には訴訟されるリスクが伴う。

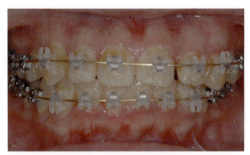

図3　矯正治療中に歯肉炎を認める

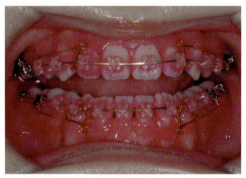

図4　大量のプラーク付着により、ブラケットカリエスのリスクが高い

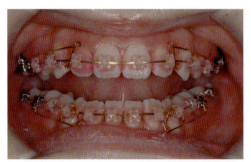

図5　60℃タンパク分解型高濃度電解機能水（POICウォーター）で20秒程度強めに含漱させた後プラークがある程度除去でき、残りのプラークは歯面より浮いた状態にある

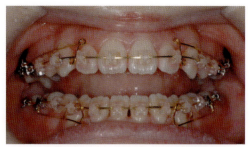

図6　含漱後にブラッシングした状態を示す
　プラークは簡単に除去することができる。唾液の緩衝能により、中性付近になったPOICウォーターは除菌力が上がっている。また、この時にPOICウォーターを口に含みながらブラッシングするとより効果的である。

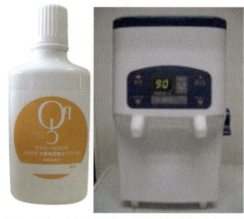

図7　タンパク分解型高濃度電解機能水（POICウォーター）

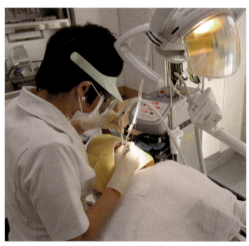

図8　プラズマレーザーシステムによる歯質強化処置と歯周炎コントロール

歯科矯正治療への応用

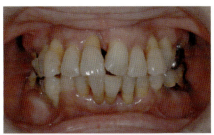
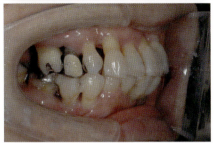
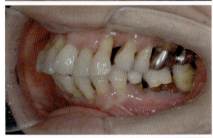
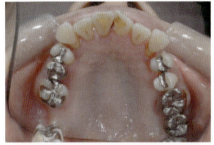
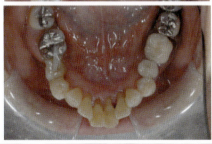
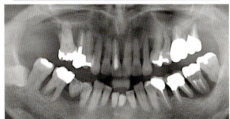

図9 臨床ケース（矯正治療前）
　重度の歯周病患者の矯正治療前の状態を示す。高度なプラークコントロールが必要なケースである。予後不良な左上7番、左下6・7番、右下5番は抜歯の適応である。

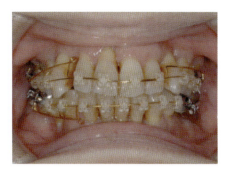
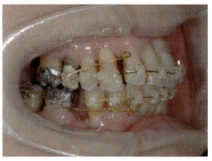
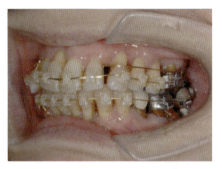
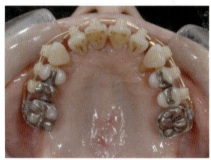
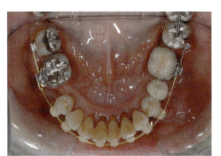

図10 臨床ケース（動的矯正治療途中）

161

臨床応用編

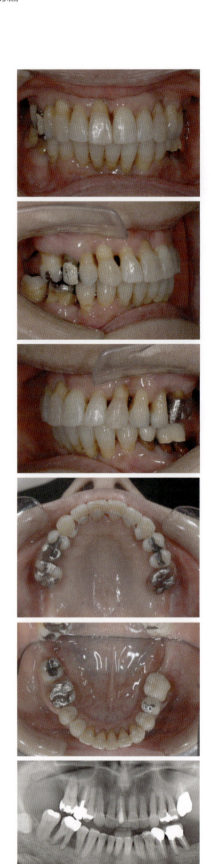
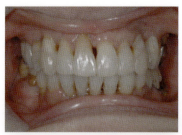
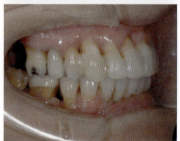
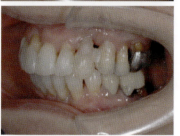
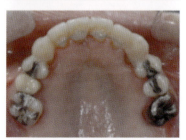
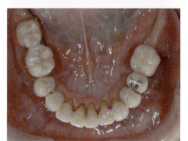
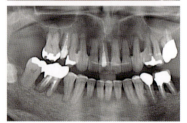

図11 臨床ケース（矯正治療後）
　動的矯正治療後の状態を示す。POICウォーターによるホームケアおよびプラズマレーザーシステムによる歯周病レーザー治療により、歯周組織は改善され口腔内は健康な状態のまま本格矯正治療を終了できた。

図12 臨床ケース（保定中の状態）
　保定中（約1年6ヵ月）の状態を示す。歯周組織は悪化する事なく再補綴治療を継続中である。

臨 床 応 用 編

【参考文献】

【矢島　孝浩】

- 金子光美, 相澤貴子, 安藤正典, 内海英雄, 大垣眞一郎, 川村清史, 国包章一, 今野弘, 田中宏明, 平田強, 八木正一, 山本和夫：水質衛生学, 技報堂出版, 1996.

- 古本達明, 上田隆司, 杉原成良, 和賀正明, 今野明：Nd：YAG レーザー用光ファイバーの TiO2 による先端加工（第 2 報）TP ファイバーによるエナメル質除去特性　日レ歯誌 J. JPn. Soc. Laser Dent. 16：86-92, 2005.

- 古本達明, 上田隆司, 細川晃, 杉原成良, 和賀正明, 今野明：Nd：YAG レーザー用光ファイバーの TiO2 による先端加工（第 3 報）―TP ファイバー先端のエネルギー分布―, 日レ歯誌 J. Jpn. Soc. Laser Dent. 18：35-41, 2007.

- 古本達明, 上田隆司, 細川晃杉, 原成良, 和賀正明, 今野明：Nd：YAG レーザー用光ファイバーの TiO2 に よる先端加工（第 4 報）-TP ファイバー先端の温度測定, 日レ歯誌 J.JPn.Soc.Laser Dent18：103-110, 2007.

- 吉田憲司：歯科口腔領域における LLLT の現状―LLLT の概念と最近の動向を見据えて―, 日レ医誌（JJSLSM）第 34 巻第 4 号（2014）.

- 山口博康, 小林一行, 新井高：Nd-YAG レーザーを用いた歯科治療の各領域への疼痛緩和効果, 日レ歯誌 J.JPn.Soc.Laser Dent.21：95-99, 2010.

- 櫛引俊宏, 平沢壮, 大川晋平, 石原美弥；低出力レーザーの生体作用, 日レ医誌（JJSLSM）第 34 巻第 4 号（2014）.

- 森岡俊夫, 田篭祥子, 稲井裕子：レーザー照射によるエナメル質初期齲蝕の進行阻止およびに再石灰化促進への効果について, 日レ歯誌, 2：1-9, 1991.

- 森岡俊夫, 田篭祥子, 堤 裕之：エナメル質のフッ 素 とりこみに及ぼすレーザー照射の影響, EPM 面分析による, 日本レーザー医学会誌, 6：243, 1986.

- 鬼頭秀明, 渡辺宜子, 鬼頭信秀：Nd：YAG レーザー照射後のエナメル質表面 SEM 像観察 ―出力（mj 値）設定による比較―, 小児歯誌, 41（3）：566-572, 2003.

- 何陽介, 岡本佳三, 他：Nd：YAG レーザーによる歯質照射部の結晶学的変化と機械的性質, 小児歯誌, 45（5）：603-610, 2007.

- 永井伸頼, 福田光男, 他：Nd：YAG レーザー照射とフッ化物塗布の併用による歯根面の耐酸性付与に関する研究, 日歯周誌, 41（3）：36-42, 1999.

- 安生智郎, 渡辺聡, 他：酸化チタン液浴下における Nd：YAG レーザーの根管内照射根管壁象牙質に及ぼす影響について, 日レ歯誌, 18：42-48, 2007.

- EU（欧州化学庁）：分類情報なし European Chemical Substances Information Systems, AnnexI of Directive 67/548/EEC.

- 産衛学会（日本産業衛生学会）：設定なし 許容濃度の勧告, 産業衛生学雑誌 50 巻 5 号（2008）

- CGIH（米 国 産 業 衛 生 専 門 家 会 議）：分 類「A4」TLVsandBELls（Booklet2009）.

- NTP（米国国家毒性プログラム）：報告なし Carcinogens Listed in NTP Eleventh Report.

【小西　康三】

- 谷嘉明：保存修復におけるレーザー応用の基礎的研究 京大・医用高分子研究センター, 日本レーザー歯学研究会誌（1）：37-38, 1990.

- 稲葉大輔, 池田久住 *, 米満正美, 井口次男 *, 高木興氏 **, 岩手医大・歯・予防, * 長崎大・歯・口外 2, ** 長崎大・歯・予防：エナメル質初期齲蝕に対するレーザー照射の効果, 日本レーザー歯学会誌10（1）：89-89, 1999.

【小峰　一雄】

- 小峰一雄, 他：細菌を知る・エンドが変わる, 高周波を用いたエンド, 141 ～ 150, 永末書店, 京都, 1999.

- 小峰一雄：歯科用高周波治療器を用いたペリオ, エンドへの応用, 仙歯会報, 仙台市歯科医師会, 2002.

- 小峰一雄：チェアーサイド嫌気性培養システムを用いた高周波治療の効果と分析, 日本臨床歯内療法学会雑誌, 19：79 ～ 83, 1999.

- 細見洋泰：高周波電流の歯内療法への応用, ザ・クインテンス, 17：605, 1998.

- Doc's Best Direct Pulp Cap Technique: " To Order" (800) 215-4487, Cooly & Cooly Ltd, Houston TX

- Amenah Theibat, DDS, MSD. Indiana University School of Dentistry, Indianapolis, IN. USA, et al: Anticariogenic and Antibacterial Properies of a Copper Vernish Using an In Vitro Microbial Caries Model

- 大野秀夫, 杉原成良：子ども歯科へのレーザー応用―レーザーによる全人的・継続的支援の実践：22-44, 2007.

【中井巳智代】

- 吉野敏明：新しいエビデンスに基づく歯周治療のコンセプト フルマウスディスインフェクション・光殺菌・抗菌療法, 医歯薬出版, 2013.

- 中西清司, 申基喆：歯周病と微生物学のビジュアルラーニング, 南山堂, 2007.

- 三辺正人, 吉野敏明, 田中真喜：ペリオドンタルメディスンに基づいた抗菌療法の臨床, 医学情報社, 2014

- 山口博康, 小林一行：よみがえるレーザー歯科, 医歯薬出版, 2015.

- 山本浩正：歯周抗菌療法, クインテッセンス出版, 2012.

- 鴨井久一, 芝燁彦：機能水ではじめるヒトと環境に優しい歯科臨床, 砂書房, 2012.

【鈴木　健二】

- 松田哲, 遠藤学, 元村洋一, 大音孝一, 荒木久生：Er：YAG レーザーによるメラニン色素の除去効果に関する臨床的研究, 日歯周誌, 44（1）：82-87, 2002.

- 石井さやか, 青木章, 川嶋庸子, 渡辺久, 石川烈：Er：YAG レーザーの歯肉メラニン除去への応用−術式ならびに臨床的予後評価について−, 日本レーザー歯学会誌, 13：89-96, 2002.

臨床応用編

【野平　泰彦】
・岡江俊治：放射線科学「レーザーの臨床応用」，健康文化
　30号，2001.6.

【文野　弘信】
・米国歯科大学院同窓会（JSAPD）（編）：インプラント治
　療の根拠とその実践　スペシャリストが考える optimal
　treatment，クインテッセンス出版，東京，181-194,
　2014.
・文野 弘信；重度歯周病患者の矯正治療は禁忌なのか？デ
　ンタルダイヤモンド，東京，第40巻第13号，49-60,
　2015.

索　引

あ

IgA 腎症	51
アクアポリン（AQP）	24
アフタ性口内炎	151
アレルギー	103
アレルギー疾患	51

い

Er-YAG レーザー	119
位相差顕微鏡	100
印象	56
印象採得	127
インレー	85

う

齲歯	75
う蝕	16
齲蝕歯	75

え

X 線診査	103
エナメル質	15
Nd-YAG レーザー	73、75、77、87、119、141
NPO 法人 POIC 研究会	9

お

オーラループ 4⁺	120、155、159
オゾン水	37

か

外傷	143
化学調味料	67
カリエス治療法	87
間質液	22

き

機械的歯面清掃	105
器具消毒	38
機能義歯	63
機能水	32
CAD/CAM 冠	127
急性歯髄炎	88
矯正	159
金属	131
金属冠	131

け

形態・機能	61
軽度歯髄炎	91
血液	21

こ

口角ヘルペス	155
抗菌薬	16、100、103
口腔	9
口腔衛生管理	10
口腔ケア	12
咬合採得	58、59
口臭除去	38
口唇ヘルペス	155
硬組織	77
口内炎	151
高濃度電解次亜塩素酸水	37
誤嚥性肺炎	12
固定	131
根面板	129

さ

細菌検査	100
最終印象	63
在宅医療	10、11
細胞	22
殺菌	96
殺菌効果	36

索　引

殺菌剤 96
酸エッチング 77
酸化チタン乳液 81
酸素 27
残留塩素補正消毒システム ....97、129、149

し
次亜塩素酸 (HCLO) 35
次亜塩素酸水 97
次亜塩素酸除菌水 17
次亜塩素酸ナトリウム 37
CO₂ レーザー 119
歯牙外傷 143
歯科治療水 149
歯冠部歯髄炎症 90
歯根部歯髄炎症 .... 90、91
歯質 75
歯周病 .... 16、93
歯周病関連性細菌 102
歯周病原性細菌 93
歯周病治療 95
歯周ポケット .... 35、99
施術後診査 106
歯髄炎 .... 75、87
歯髄炎症 88
歯髄切断法 87
歯性病巣疾患 52
歯肉切除 99
歯肉退縮 129
歯肉着色 119
歯面清掃 104
重度歯周炎 159
重度歯髄炎 91
終末期医療 13
腫脹 139
上唇小帯 145
上唇小帯付着異常 145
食事指導 65
歯列不正 145
白砂糖 67
診査模型用印象 56
浸潤麻酔 73
浸透圧 25

す
水素 27
STREAK-1 .... 73、87

せ
生体 21
舌強直症 149
舌小帯付着異常 149
摂食・嚥下 12
前装鋳造冠 127

た
退行性疾患 51
タンパク分解型除菌水 35
タンパク分解型高濃度電解機能水 159

ち
知覚過敏 99
チタン乳液 120
治療用義歯 .... 56、58、60

て
DNA 31
電解機能水 .... 94、97、104
天蓋除去 90
電気メス 129

と
疼痛 .... 73、98
糖尿病 66
動物性食品 67
動揺歯 131
Doc's Best Cements 87

に
二酸化塩素水 37
認知機能 13
認知症 68

は
HLLT (High reactivel Level Laser Theraphy)
.... 143、151、155
発音障害 145

抜歯 135, 139

ひ

P.P 水 37
病巣感染 51
非露髄歯髄炎 90

ふ

フッ素イオン 105
PCR (Plaque Control Record) 93
PCR (polymerase chainreaction) 101
ブラケットカリエス 159
プラズマレーザーシステム .... 55、65、73
　　　75、77、85、87、98、119、129、135、139
　　　141、145、149、151、159
ブリッジ 132
FMD (Full mouth disinfection) .... 94、100
FMD 治療 .... 99、102

ほ

POIC ウォーター ....10、17、35、65、89、96
　　　104、119、127、129、135、141、145、149
　　　151、155、159
ホームケア .... 135、151、155、159
ポストコアー 81
ポリリン酸ジェル 159

ま

慢性歯髄炎 88

み

水 21

め

メタルインレー 131
メタルボンド 132
メラニン色素沈着症 119
メラニン除去 119
メンテナンス ....111、112

も

模型 57

ゆ

油脂 67

り

リアルタイム PCR 101
リウマチ 51
リハビリ 61

れ

レーザー 45
レーザー光 47
レーザーメス 141

ろ

ろう着 131
LLLT (Low Level Laser Therapy) ....139、141
　　　143、151、155

167

む す び に

　プラズマレーザー研究会では本レーザー治療を「プラズマレーザーシステム」と名付けました。本システムは Nd-YAG レーザー「STREAK-1」、「残留塩素補正消毒システム；エコシステム」、「POIC ウォーター」で成り立っています。これらすべてが揃うことで素晴らしい臨床成績を上げることが出来ます。疼痛を限りなく抑えることが出来るレーザー、安全安心な歯科治療水、たんぱく分解型除菌水によるホームケア。どれ一つかけても同様の臨床効果は得られません。従来の歯科医療では見過ごされてきた「治療水」。実は治療中のみではなく、ホームケアにおいても予後や予防さえ左右する重要なファクターなのです。残留塩素補正消毒システムを導入するだけで、従来の診療とは比べ物にならない治療成績が認められるはずです。そして患者さんの歯科治療水からの感染がなくなるのみではなく、医療関係者の飛沫感染のリスクも限りなく低減することもできます。また、POIC ウォーターを使用したホームケアは、介護分野や保育園などでもその有効性が認められております。さらに治療はもとより歯科疾患を発症させないためには、シュガーコントロールなどの栄養指導、生活指導なども必要不可欠であり、そのためには歯科医学、医学、栄養学などの他分野における知識を広げる必要があり、このような課題にも取り組んでおります。今後、研究会ではさらに「水と光」による歯科医療の研究をさらに進めて、より上流の医療を目指してまいります。

　プラズマレーザーシステムは日々素晴らしい進化を続けております。臨床効果、応用症例、モード設定など使用方法など常に新しく更新されております。これは会員の先生がたの日々の診療、研究の中で随時構築されているものです。すべては患者さんへ安全安心な真の「上流の医療」を提供することを共通目的に日々診療、研究開発に臨んでおります。このシステムを応用することで、少しでも多くの患者さんの健康に役立つことを念じてやみません。

　文末になりましたが、執筆していただいた先生方、協賛企業各社、学際企画㈱編集部萩原孝司様、そして本稿に多大な協力をしてくださったプラズマレーザー研究会特別テクニカルサポーター須田耕二氏に心からの感謝を申し上げます。

2016 年 8 月 2 日

一般社団法人プラズマレーザー研究会　代表理事

矢島　孝浩

水と光（レーザー）奇跡の歯科臨床

POIC ウォーターとプラズマレーザーシステムによる上流の医療の始まり　　　定価：9,000 円 + 税

2016 年 8 月 25 日　第一刷発行

編　集　矢島　孝浩
発行者　大塚　忠義

発行所　学際企画株式会社
　　　　〒 171-0031　東京都豊島区目白 2-5-24 第 2 ビル
　　　　http://www.gakusai.co.jp/
　　　　TEL：03-3981-7281（代）　FAX：03-3981-7284

印　刷　株式会社スバルグラフィック

Ⓒ無断転用・複製禁ず（落丁・乱丁本はお取り替え致します）
ISBN978-4-906514-91-5 C3047 ¥9000E